医生，
我没事吧?!

AM I
DYING?!

[美]克里斯托弗·凯利　　[美]马克·艾森伯格　◎ 著
（Christopher Kelly）　　（Marc Eisenberg）

许一多 ◎ 译

CS K 湖南科学技术出版社　博集天卷 CS-BOOKY

著作权合同登记号：图字 18–2023–123

图书在版编目（CIP）数据

医生，我没事吧？！/（美）克里斯托弗·凯利，（美）马克·艾森伯格著；许一多译 .—长沙：湖南科学技术出版社，2024.1
　　ISBN 978–7–5710–2598–4

　　Ⅰ.①医… Ⅱ.①克… ②马… ③许… Ⅲ.①临床医学—普及读物 Ⅳ.① R4–49

中国国家版本馆 CIP 数据核字（2023）第 244878 号

上架建议：健康·生活

YISHENG，WO MEISHI BA ？！
医生，我没事吧？！

著　　者：	［美］克里斯托弗·凯利（Christopher Kelly）
	［美］马克·艾森伯格（Marc Eisenberg）
译　　者：	许一多
出 版 人：	潘晓山
责任编辑：	刘　竞
监　　制：	秦　青
特约编辑：	列　夫
版权支持：	王媛媛
营销支持：	kk
封面设计：	隐　隐
版式设计：	秋　晨
出　　版：	湖南科学技术出版社
	（湖南省长沙市芙蓉中路 416 号　邮编：410008）
网　　址：	www.hnstp.com
印　　刷：	北京天宇万达印刷有限公司
经　　销：	新华书店
开　　本：	875 mm × 1230 mm　1/32
字　　数：	240 千字
印　　张：	10
版　　次：	2024 年 1 月第 1 版
印　　次：	2024 年 1 月第 1 次印刷
书　　号：	ISBN 978–7–5710–2598–4
定　　价：	59.80 元

若有质量问题，请致电质量监督电话：010–59096394
团购电话：010–59320018

特约编辑：

安卡·迪努·阿斯卡纳塞（医学博士、公共卫生学硕士），风湿病学
ANCA DINU ASKANASE, M.D., M.P.H., RHEUMATOLOGY

艾米·艾特克森（医学博士），肺病学与睡眠医学
AMY ATKESON, M.D., PULMONOLOGY AND SLEEP MEDICINE

琳赛·博邓恩（医学博士、美国皮肤科医师协会成员），皮肤病学
LINDSEY BORDONE, M.D., F.A.A.D., DERMATOLOGY

陈艾伦（医学博士、公共卫生学硕士、美国物理医学和康复学会会员），康复医学
ALLEN CHEN, M.D., M.P.H, F.A.A.P.M.R., REHABILITATION MEDICINE

本杰明·勒布沃尔（医学博士、理学硕士），消化病学
BENJAMIN LEBWOHL, M.D., M.S., GASTROENTEROLOGY

贾森·A. 莫奇（医学博士、美国外科医生学会成员），耳鼻喉科学
JASON A. MOCHE, M.D., F.A.C.S., OTOLARYNGOLOGY

尼古拉斯·莫里森（医学博士、美国外科医生学会成员），血管外科
NICHOLAS MORRISSEY, M.D., F.A.C.S., VASCULAR SURGERY

蒂莫西·莱兹（医学博士、美国妇产科医师学会成员），妇产科学
TIMOTHY RYNTZ, M.D., F.A.C.O.G., OBSTETRICS AND GYNECOLOGY

布莱恩·J. 维恩（医学博士），眼科学
BRYAN J. WINN, M.D., OPHTHALMOLOGY

献给莉亚（Leah）、贝克斯（Becks）、布莱尔（Blair）和布莱斯（Bryce）。

因为你们，我从不需要质疑自己活着的意义。

——克里斯托佛·凯利（CK）

献给我的母亲汉娜（Hannah）、父亲艾伦（Alan）和四条腿儿的麦克斯（Max）。

对你们永无止境的爱与支持，我总是充满感恩。

——马克·埃森伯格（ME）

目录 CONTENTS

前　言

　　我们的病人总是急着寻求一个问题的答案。这个问题在夜晚折磨着他们，怂恿他们挂上这些年来的第一个号。这个问题，让他们无法忽视某个也许无关紧要的小小症状——天哪！如果有关紧要怎么办？如果是什么重疾的早期征兆怎么办？如果这一切真的落到我头上了怎么办？

　　我是不是快死了?!

　　答案当然是肯定的。你从出生开始，就在一步步接近命中注定的死亡了。所以，你真正要问的应该是：死亡会比我的预期来得更快吗？

　　庆幸的是，大部分突然冒出来的症状，结果都没什么大不了。但是某些时候，一次头痛可能不仅仅是单纯的头痛，而是危及生命的征兆，譬如颅内出血。到了夜深人静时，哪怕发生不测的概率只有1%，也会感觉像是98%。我们都不愿忽视任何一个可能招致厄运的小问题。

　　所以，当你出现了新的症状，到底应该当场崩溃还是视而不见呢？到底应该把自己当成疑似病患还是保持冷静呢？在这本书里，我们会罗列一些常见的症状，并给出下一步的行动指南——你究竟该给自己倒杯鸡尾酒缓缓，还是抓起电话挂号求诊，又或者是极速冲刺到急诊室呢？

当然了，你也可以谷歌一下自己的症状。去吧，试试看，我们坐等结果。哦，它说你的鼻塞是一个癌症征兆？好吧，节哀。（顺便一问，这位谷歌博士毕业于哪所医学院？）

显然，大部分的网站都会故意制造恐慌，以便让读者继续停留，或者为一些神奇的偏方付费，而我们只会把真相如实相告。你将得到我们家人（喜欢的那些人）同样的建议，而大部分的建议，都是继续给自己倒杯鸡尾酒。

当然，覆盖每种情境自然是不可能的，也就是说这本书也无法准确对标你的具体情况。有所疑虑的时候，务必向医生咨询。同时，除非特别指出，否则我们都预设你为基本健康的成年人，没有被确诊过与自身症状直接关联的疾病。如果你两个星期前才做了心脏手术，现在又有严重的胸口疼痛，请立刻给你的医生打电话！别把我们牵扯进去！如果你是个12岁的孩子，请注意这本书并没有真正涵盖儿童或青少年领域（但是可以期待一下续篇）。最后，如果我们推荐了某种你明知自己过敏的药物，千万别服用！（GPS把你导航到了湖里，你也开进去吗？）

但愿我们的建议是有用的，并且能让你得到急需的帮助（或慰藉）。如果有读者想要分享自己的故事，或者给我们一些新灵感，敬请访问我们的网站www.amidying.com，或者给我们写邮件docs@amidying.com。

PART

1　头部与颈部

HEAD AND NECK

头痛
HEADACHE

在假期接近尾声时，很多人都体验过那种熟悉的压迫感。咖啡也失去了作用，墙壁仿佛在逐渐收紧，我们甚至爬到了最近的桌子底下躲着。每当你满腹怨气地问道："今天应该不会更糟糕了吧？"这闹心的头痛就会送上肯定的答案。

　　但是，如果这次头痛有所不同呢？如果这次特别特别闹心呢？如果你的老板、配偶或者子女，终于让你一直念叨的动脉瘤破裂了呢？

　　进入恐慌状态前，让我们先稳住，审视一遍客观事实。很多人都经历过值得一次急诊室之旅的严重头痛，事实上，急诊室接诊的5个患者中，就有1个是关于头痛的。但是，大部分人都活下来了，你（估计）也能行。借一句施瓦辛格曾说过的台词："这不是肿瘤！"[1]

　　又或者，这是个肿瘤？有时候，头痛会是潜伏疾病的第一征兆，甚至有可能是危及生命的征兆。很多人被头痛毫无意义地反复折磨，其实正确的治疗完全可以带来改善。那么，如何才能分辨这

---

[1]　台词原文为"It's not a toomah!"——译者注。

次应不应该去检查你的脑袋呢？

吃下定心丸

头痛主要集中在额头和面部，同时伴有发热或鼻塞一类的感冒症状。你的其中一个鼻腔能被鼻涕堵塞了，导致无法通气，这时候可以通过吸入热蒸汽来软化鼻涕。如果你比较勇敢，可以用一个洗鼻壶来直接冲洗鼻腔。（我们建议，不要当着任何还想再见面的人这么做。）最后，可以服用解热镇痛药（布洛芬/艾德维尔/美林），以及减充血剂例如伪麻黄碱或苯肾上腺素，速达菲和白加黑里都含有这些有效成分。（你需要出示驾照一类的身份证明来购买含有伪麻黄碱的药物，这是因为这些药物销售管控）如果痛症进一步恶化，并持续了一周以上，你可能需要抗生素，应该去挂号咨询医生。

头痛伴随发热、身体疼痛、肌肉酸痛或咽喉痛，你可能是得流感了。不幸的是，哪怕流感疫苗也不能完全预防感染。如果你的症状才开始不到两天，可以让医生给你开些有助于缩短病期的奥司他韦/达菲。（如果患病时间较长，这种治疗方式就没那么有效了。）另外，最好的治疗就是休息，其间记得大量补充水分并服用对乙酰氨基酚/泰诺。

你近期刚刚戒掉咖啡。有没有想过自己也会被诊断为"戒断反应"？恭喜，中招了。咖啡因常被用于治疗头痛，如果突然戒掉喝咖啡这个习惯，则可能会导致戒断性头痛。你只能忍着，或者在布洛芬/艾德维尔/美林这类止痛药的帮助下安然度过难关。

头痛的感觉像有乐队在颅骨里演奏，但通过休息和服用对乙酰氨基酚/泰诺等药物可以缓解。这种紧张性头痛的典型症状，最常见且最不危险的头痛类型。紧张性头痛这个名字可谓是恰到好处，因为：第一，这种头痛就感觉像是紧绷感和压迫感环绕着头部；第二，它是由于生活中的紧张感导致的，例如压力和失眠。除非发生的频率已经影响到了你的正常生活，否则这类头痛不需要特意寻求医疗帮助。

痛感令人不适，但不至于无法忍受，它是逐渐出现的并未伴有其他症状。有些头痛不属于任何一种类型，也没有令人担忧的特征。用一大杯水送服止痛药，躺在安静的房间里，等1—2小时让药物起效，应该就会感觉好多了。如果痛感持续加强或是变得更频繁，请阅读下面这段。

挂号求医

这次头痛既频繁又严重，以前从未有过。巨大的压力、糟糕的睡眠质量或是急剧减少的咖啡因摄入量，都有可能让平时没有这些症状的人突然发生头痛。但如果找不到显而易见的诱因，你应该去看医生。根据头痛的模式不同，你可能还需要做一些检查。年龄超过50岁或存在免疫缺陷（例如HIV感染或化疗所导致）的人，出现严重问题的风险则更高。

你偶尔感到渐进式的、抽痛型的头痛，同时伴有恶心，并对光线和声音愈发敏感。这是偏头痛的典型模式，这种头痛可能比较磨人，但往往并不危险。偏头痛在女性中较为常见，一般从二三十岁开始发作，这种痛感通常（但并不总是）发生在头部某一侧。偏头痛大多有着具体的触发原因，例如压力 、饥饿、强烈的臭味，甚至是糟糕的天气。有些人会因某种氛围触发偏头痛，其中可能包括异味、闪光或者其他预警信号。

如果你认为自己有偏头痛，就应该找医生确诊并采取正确的疗法。偶发的偏头痛一般使用对乙酰氨基酚/泰诺或者布洛芬/艾德维尔/美林来治疗。重点是，要在痛感（或触发信号）一开始的时候就立刻服用这些药物，不然效果会打折扣。更频繁或者更强烈的偏头痛，则需要服用舒马曲坦/英明格等药物。如果头痛症状发生得较为频繁，可以：（1）正式将自己归类为偏头痛患者，进入这个世界上最不受欢迎的"俱乐部"；（2）以预防（而非治疗）为目的来用药。

你感觉有人周期性地往你的某一侧眼窝里锤钉子。在疼痛发生的那一侧，眼睛会红肿、鼻子堵塞或流鼻涕、额头开始发热流汗。这一连串的地狱式体验被称为丛集性头痛，由于实在难以忍受，已经导致了一些受害者选择自杀。（并非说笑。）丛集性头痛会频繁发生，有时甚至一天中发生好几次。千万不要试图自行处理这个问题。此外，这些症状有可能跟肿瘤相关，所以医生多半会给你做一个脑部扫描来确认。

你的年龄超过50岁，梳头时头皮感到疼痛，咀嚼几分钟后下巴就会疲劳。你可能是得了颞动脉炎，炎症所影响的侧脸开始发病并萎缩。主要的症状包括头痛、头皮敏感、咀嚼后下巴疲乏，以及视力衰退甚至丧失。如果不尽快确诊并治疗，可能导致永久性的视力丧失，所以务必尽快就医。

直奔急诊

说话变得发音含糊，或者手臂、大腿及/或面部感到虚弱或麻木。你有可能是中风（卒中），一般大脑突然缺血时发生，请尽最快速度赶去医院。我们医疗行业常说，中风（卒中）的时候，"时间就是大脑"。如果你能及时赶到医院，医生就可以通过急救措施来促进大脑的血液流通。（怎么还在看这一段？快去医院！）

感到眩晕与不适。与意识模糊、过度睡眠或性格改变相关联的头痛，可能是由感染、肿瘤或出血引起的颅内高压导致的，以上任何一条都需要医疗急救。（反之，如果你是先因为其他正常原因感到困乏，然后才开始头痛，那可能只是紧张性头痛，不用过于担忧。）

你有发热症状，并且脖子也有痛感。脑膜炎作为一种脑部的感染，可以引起高热、头痛和颈部僵硬/疼痛，有些患者也会变得对亮光敏感。如果不及时使用抗生素，脑膜炎会导致癫痫、昏迷甚至死亡。这种病还具有高度的传染性，所以被抬上救护车的时候就不要吻别了吧。

头痛来得十分迅速和猛烈。如果痛感从10分钟内就从零级飙升到十级，那就是霹雳性头痛，其往往是某种重疾迅速恶化的征兆，例如颅内出血。你必须立刻前往急诊科，并进行脑部扫描。

你的头受到了严重地撞击。在头部受外伤后逐渐恶化的头痛，可能是脑震荡或某种危及生命的问题——例如脑出血的征兆。请查阅头部创伤章节（42页）来获取更多细节。

运动或健身时开始头痛。如果你正试着在健身房里吸引关注，但突然感到脸部仿佛被冰锥击中，那有可能是力竭导致颈部或头部的血管破裂了。要是你平时的主要运动是在电视广告时间跑跑厕所，那么，哪怕强度较轻的锻炼也有可能引起这个问题，例如用跑步机慢跑。由于血管破裂很可能迅速导致死亡，你应该立刻前往急诊进行全面检查。

性行为过程中或之后发生的头痛。如果在性交途中，突然感到前所未有的、爆裂般的头痛，请你礼貌退场，穿上衣服前往急诊科。跟运动一样，性行为也有可能爆掉脑子里某根血管，导致既强烈又突兀的疼痛。另外，如果你在性行为中经常感到轻微的、渐进式的头痛，接近高潮的时候尤其严重，可以不用去急诊，但也应该在数日内去看医生。你很可能需要脑部扫描，因为肿瘤或者其他异常有时也会导致这种症状。

单眼或双眼的视力逐渐衰退。有好几种疾病可以导致头痛和视线模糊，基本上都需要紧急治疗。升高的颅内压力就有可能会挤压视神经，使得视线模糊。如前文所述，供应眼部和颅骨的动脉如果阻塞的话，也可能引起视线模糊、头痛、头皮敏感（例如梳头的时候）和咀嚼后下巴疲乏。急性青光眼（一种眼部液体循环问题）亦可能导致视线模糊、红眼和严重的头痛。在极少数病例中，偏头痛在痛症发生前或过程中也会有视力丧失的表现。但是，除非你有这类偏头痛的病史，不然就应该对随头痛发生的视力减退前往急诊检查。

共处一室的其他人也因为不明原因出现头痛症状。你是不是忘了更换一氧化碳检测仪的电池？打开窗户，迅速离开室内。一氧化碳无色无味，可能从家庭煤气管道泄漏。如果停在车库的车门窗紧闭、引擎开启的话，也有可能泄漏至室内。另外，生火但没有打开烟囱的话，一氧化碳也会飘满你家。一氧化碳的中毒反应包括头痛、意识模糊、恶心、呼吸急促，甚至最终导致死亡。治疗方式是呼吸纯氧，以便加速排出血液中的一氧化碳。如果是重度中毒，则需要在高压输送纯氧的玻璃舱中进行治疗。

疲劳
FATIGUE

你是不是比飞出去的子弹速度慢？也跨越不了高楼大厦？

我们不能总期望自己，状态好得像个超级英雄。人生艰难，不是每天都能保证8小时的睡眠。有时候，因为作息混乱、精神错乱的老板，或是半夜哭闹的宝宝，我们总得一根蜡烛两头烧。

不过哪怕得到了充足的睡眠，你是不是仍然感觉到无来由的疲劳呢？是不是跟几年前的自己不太一样了？具体什么样的感觉可能难以描述，但人们一般使用"衰退""精疲力尽""虚弱"和"无法聚焦"来形容，总之，你不再是当年的你了。如果这样的症状持续超过6个月，就可以被称为长期疲劳了。（注意，长期疲劳并不代表你得了慢性疲劳综合征。）

可能你需要比现在更高质量的睡眠，也有可能是一些潜伏的疾病正在消耗你的精神头。所以怎么办呢——到底是买个新床垫，还是来一套全面体检？

吃下定心丸

睡吧，睡吧，我亲爱的宝宝……你确定自己得到充足的睡眠了吗？某些同事可能只睡6小时就够了，但并不代表你也能如此。有足够的证据表明，有些人就是需要更多睡眠才能维持最佳表现。如果你的症状总是在1—2周的假期（那种专门用来还睡眠债的假期）后得到缓解，那可能只需要在平日多挤出一些睡眠时间就好了。

你的能量燃烧殆尽了。你是否刚刚开始一次超级严格的节食？或者正在进行果蔬汁排毒？还是刚刚把碳水化合物这种主要食物组成部分完全戒掉？我们估计你的身体没能得到足够的热量来全速运转。如果你已经瘦得差不多了，可能就没有足够的脂肪来燃烧了。一次严格的节食（大规模减少热量摄入）或是间歇性进食（白天不吃东西或者每隔一天吃一次）会让你的能量供给无法持续，或是完全耗尽。如果你想减肥，最好设定一个比较合理的卡路里目标（减少平日的10%—20%），并平均分配到每天的每一顿上。

你要逼自己一把。如果你得不到有规律的体育锻炼，身体可能会陷入在低能量状态。在大部分日子里，试着挤出至少每天30分钟来快走或慢跑（理想状态每周5次以上）。

你是不是超爱冰镇果汁朗姆酒？酒精也许能帮助我们快速入睡，但当它的镇静效果过去了，你多半又会醒过来。而且酒精非常利尿，还可能导致脱水和夜间频繁如厕。哪怕第二天早上没有很严重的宿醉症状，也会感觉能量不足。每次喝酒最好限制在1—2杯，特殊场合也不要超过3杯。

你正在服用安眠药。为了有助于整夜安睡，安眠药一般都比较长效，但如果你吃的时间太晚，可能到了第二天早上也会面临久久不散的药效。请确保自己在起床时间的8小时之前，一上床就服药。如果不想吃了药还熬到自己都快睡着了才见效，就让你的医生开一些起效更快的。（可以查阅26页的"便捷参考"来获取更多细节。）

药物在拖垮你。有很多药物——特别是治疗过敏的抗组胺药、止痛片、抗焦虑/抗抑郁剂和部分血压药（尤其是受体阻滞剂）——都会导致疲劳。如果你最近体重减轻了，就要减少吃药的量。跟医生一起检查一遍你的处方，请不要擅自停药或更改任何东西！

挂号求医

你对于生活或前景感到抑郁。抑郁会导致很多不同的症状，包括普遍意义上的疲劳、易怒、对日常活动失去兴趣、无法集中注意力、胃口或体重改变、性冷淡以及睡眠问题。记住，超级英雄也会抑郁。（拜托，蝙蝠侠超抑郁的好嘛！）如果你觉得自己可能有抑郁症，跟医生谈谈，治疗的选择有很多，而且能给生活质量带来极大的改善。

尽管你们家面积超过500平方米，邻居还是在抱怨你的鼾声。睡眠呼吸暂停综合征是一种常见的症状，即喉咙在睡觉的时候间歇性闭合，会造成响亮的鼾声和短暂的呼吸暂停，以至把自己弄醒几秒。你完全有可能一夜醒来几百次，第二天却啥也不记得。所以，当然会感到精疲力尽。如果你已经是知名"鼾王"，醒来时总是疲惫、体重超重、年龄大于50岁、脖子比较粗，并且/或者血压很高，那很有必要去睡眠科室看看。如果你确实有睡眠呼吸暂停综合征，现有的治疗方式可以显著地提高睡眠质量和精力。很多人在睡觉的时候会戴口罩，将空气吹回肺里来支撑呼吸。如果你体重超重了，减掉几公斤肉也会显著改善这些症状。

你的严重疲劳症状持续了6个月以上，在劳累过后会进一步恶化，哪怕整晚安睡也不见好转。慢性疲劳综合征/系统性劳累不耐受疾病，也被称作CFS或SEID，并没有被广为理解，也很难确诊。

如果感到精力显著减退，你可能是患上了CFS或SEID，疲劳感会影响到整个人的正常表现，而且持续了6个月以上。有时候，CFS或SEID会因为感冒或者其他轻微的感染开始。疲劳感往往在过度劳累后变得更严重，睡觉也没有任何帮助（睡醒后并不觉得神清气爽）。其他的症状还包括注意力不足、久坐起立时晕眩和头痛，以及肌肉关节痛。

如果医生认为你患上了CFS或SEID，检测疲劳感的起因就变得非常重要了。一旦各项原因都检查过了，确诊了，谈话疗法和锻炼计划相结合就可以显著改善你的生活质量。

你的体重增长了并伴有便秘，哪怕大夏天的也总是觉得冷。负责调节新陈代谢的甲状腺，可能精疲力竭了。几种简单的血液检查就能确诊甲状腺功能减退（也被称作甲状腺功能不足），它会导致疲劳、体重增加、便秘和畏寒。绝大多数情况下，服用补充性甲状腺激素就足以将你的身体带回正轨了。

你还感到呼吸短促，容易上气不接下气。血液可能没有运送足够的氧气给肌肉和心脏。最常见的原因是贫血，也就是红细胞不足，通过简单的血液检查就能确诊。（但要找出贫血的原因可就复杂多了，可能会涉及结肠镜检查，因为结肠出血是主要病因，尤其对于老年人而言。）其他可能的原因包括心脏疾病，可以影响全身的血液传输，以及肺部疾病，可以影响氧气从空气转换到血液中。

你永远都在小便和喝水。可能是糖尿病，这意味着体内的胰岛素不够用了（或者对胰岛素没有反应了）。糖尿病将导致你的身体无法正常消化糖，后者会堵塞在你的血流里。肾脏产生大量的尿液，试图排出一部分糖，结果导致你脱水、疲倦和口渴。如果有这些症状，请立刻就医，最好今天就去，因为你可能需要胰岛素来治疗。如果感到特别头晕或者恶心，就赶紧去急诊。

近来经历了回归热、体重减轻以及/或者盗汗。你的身体能量可能正在被感染消耗，但是没有引发任何其他的明显症状。一些常见的"犯人"包括心脏感染（心内膜炎）、HIV感染和肺结核。包括淋巴癌在内的部分癌症，也可能表现出这些症状。去看医生，马上。

你有已知的肾脏疾病，或者过去几天一直水肿并且尿少。肾功能衰竭会引起很多问题，都有可能导致疲劳。举例而言，贫血（缺少红细胞）、食欲不振、肺部积液（导致含氧量下降），以及毒性的、镇静性的化学物质积累。肾功能衰竭进一步的表现，还包括高血压和脸部、小腿肿胀。如果不知道自己有肾脏问题，却有这些症状，请立刻去看医生。如果有已知的肾脏问题，越来越糟的疲乏感也许是需要换药或者透析的征兆。

眼白变黄。肝脏问题会导致黄疸（黄色眼睛和皮肤）、瘙痒以及有毒物质积累，并引发意识模糊、疲劳，最终完全昏迷。与肝脏相关的意识模糊，初步症状非常轻微，包括疲劳、反应变慢、注意力短缺和敏感易怒。下一步就是方向丧失、口齿不清和木僵。肝脏疾病恶化的警示症状，是无法保持双手举起和手掌朝外超过几秒，就像要叫停交通的姿势那样。（要是到了这个地步，你可能也看不了这本书了。）今天就去看医生吧。

直奔急诊

极度晕眩并且意识模糊，原因不明。好吧，如果你是这个状态，真没法读这本书了，但也许你是为了其他人才找到这一段话的。有很多危险的疾病都会导致严重疲劳和意识不清，包括脑部感染（脑炎）、中风（卒中）、过量用药（例如止痛片）、一氧化碳中毒、严重感染（脓毒症）等，趁早叫救护车吧。

失眠
INSOMNIA

特约编辑：

艾米·艾特克森（医学博士）

AMY ATKESON, *M.D.*

失眠症被定义为由于难以入睡、难以保持睡眠状态以及/或者过早醒来后无法重新入睡，导致白天身体机能无法正常运转。另外，如果读完上面这一长串症状还醒着，估计你也有失眠症了。

不是每个人都需要同等的睡眠时间。如果你比较幸运，属于睡几小时就满面春风那种类型……好吧，我们祝你像个投资银行家或者心脏外科医生一样享受生活。

如果你和其他人一样，睡眠不足时，会出现一些警示信号。包括大部分日间活动（看电视和坐公交车）的时候都感觉比较头昏，难以集中注意力，或者总是健忘、敏感、抑郁或焦虑（就像我们在医学院的时候一样），可能要多睡一会儿才行。

虽然失眠症本身并不致命，但它会破坏你的心情、注意力、新陈代谢和免疫系统；它会让你对无辜的人们发火（你成了大怪兽！）；会让你吃得更多，体重增加；还会让你做一些可能致命的事情，比如开车时睡着酿成车祸。事实上，几乎一半的致命性卡车车祸都跟司机打瞌睡有关。

那么，怎么判断自己是需要少喝点咖啡，还是需要坐出租车去医院做详细的身体检查呢？

吃下定心丸

睡前iPad不离手。良好睡眠的关键在于良好的睡眠习惯，也就是一个有利于睡眠的环境。总的来说，屏幕是伤害眼睛的，哪怕你用了调节蓝光的App。把电视机从卧室里搬出来，笔记本、手机和平板电脑也留在外面，放房门口都行。卧室是留给睡眠和性生活的，而不是工作、阅读、网上冲浪或者规划未来。如果你一刻也不能与这些电子设备分离，至少别在床头给它们充电。那些振动和响铃都是为了吸引注意力设计的，哪怕休息的时候也不会例外。

你的枕头两面都很热。如果你睡在一间炎热屋子的草垫上，没有百叶窗，还毗邻繁忙的火车站……好吧，请不要跟我们在同一条高速上开车。理想的卧室应该是舒适、凉爽（约20—22℃）、黑暗及安静的。如果挥霍一笔在新的空调或者白噪声制造机上能帮你每晚多睡30分钟，那这笔钱也花得值。

无法保持规律作息。大脑的生理节律会按照一个规律的日程来实现清醒和睡眠。如果每晚都在不同的时间入睡，就意味着你没有按照身体的节奏来作息。哪怕需要闹钟来提醒你上床睡觉，也要试着保持连贯性。

你很能小睡。如果晚上无法入睡，白天就绝对不应该小憩。整个白天累积越多困倦感就越好，这样晚上才能做好入睡准备。在白天的疲乏中保持作战状态，这样很快就能按照规律的作息来睡觉了。

你喜欢在晚上享用成年人的饮料。很显然，在下午和晚上饮用含咖啡因的饮料（包括咖啡、茶、汽水和能量饮料）可能导致失眠。（温馨提示：巧克力和很多非处方的头痛药物里也含有咖啡因。）酒精饮料也会导致辗转反侧，尽管它可以让你快速昏睡，也能在镇静功效退去后刺激你醒来。（还会每几小时就填满膀胱，让你频繁起夜。）

你总是感到苦恼。写完这本书当然也让我们熬了不少夜！来自工作、家庭、经济和其他生活戏剧性的压力，会让你的思绪在该休息的时候继续"狂奔"。下面几条是不是似曾相识：感到生活压力很大，然后起床看看几点了，接着又开始焦虑睡眠时间不够，叮咚！您已进入一个恶性循环。安抚好自己，一定能在某个时间入睡，能一觉到天亮。是的，你总能做到的。然后进一步放空大脑，冥想，并且专注在深呼吸上。吸气……2、3、4……呼气……2、3、4……不断循环。

膀胱等不到早上。如果膀胱白天活动，到了晚上也活动，很有可能是因为睡前喝了太多饮料。上床前至少2小时别喝东西。另一方面来讲，如果你不论白天夜里总是跑厕所……好吧，泌尿问题。（懂？！）可能是肥大的前列腺（如果你是男性）或尿路感染，又或者其他相关问题。查阅尿频章节（208页）来了解更多细节。

睡前刚吃了晚饭。在上床之前狼吞虎咽，可能导致腹胀和胃酸反流，这两者都会让你试图入睡时觉得不舒服。试着至少在睡前3小时吃完饭，这样胃才有足够的时间来消化。

天花板的纹路，你已经背了下来。如果无法入睡，不要躺在床上看天花板。睡眠专家建议离开卧室，干点放松的事情，例如阅读一本冗长的书。在眼皮开始打架前，不要回到床上。这样的行为会给你的大脑传递清楚的信息，床是用来睡觉的，而不是阅读，不是看电视，更不是用来躺着焦虑睡不着怎么办的。

挂号求医

你的年纪比较大了。超过65岁的成年人，一半都会经历睡眠障碍。他们共同面临的挑战清单包括：过度活跃的膀胱、慢性关节痛、痴呆（会扰乱正常的生物钟）和阻碍睡眠的药物，白天增长的小憩时间也会导致夜间难以入睡。如果有具体的原因在干扰你的睡眠，跟医生谈谈（或者继续读下去），但是一般的解决方案都是多做运动、避免小憩和适应年龄带来的变化——比如说，容易疲劳和更早起床。也许你终于变成了那种早起的人，在别人起床前，你就已经做完锻炼、吃好早餐、修完草坪了呢。

你正在服用一种新药。很多药物都会干扰睡眠周期，常见的包括血压药，例如β受体阻滞剂（阿替洛尔，美托洛尔/美托洛尔片）以及α受体阻滞剂（特拉唑嗪/高特灵，坦索罗辛/坦洛新）；减充血剂（苯肾上腺素，伪麻黄碱）；兴奋剂（哌醋甲酯/利他林）；类固醇（强的松，氢化可的松）；抗抑郁药，例如选择性5-羟色胺再摄取抑制剂（氟西汀/百忧解，依他普仑/立普能，西酞普兰/喜普妙，舍曲林/左洛复）。务必注意，停药可能短暂地发生戒断反应，可能包括……猜到了吗……失眠。停药或换药前，请跟医生咨询。

醒得很早，然后就再也睡不着了。过早醒来的大原因是抑郁。如果你的睡眠问题还伴有心情低落、注意力不集中以及胃口或体重的变化，应该尽快跟主治医生见面。另一个早醒的原因是饮酒过量，如果早起只发生在狂欢之夜的第二天，下次就少喝几个龙舌兰酒。

你正在经历"那个时期"。在更年期期间，超过1/3女性会有睡眠障碍。潮热和夜汗让人难以入睡，激素的变化也会使大脑的正常睡眠周期紊乱。请向医生咨询多种治疗选择，包括替代性激素。

对于移动双腿、到处乱走，有种无法解释的冲动。如果你在走动时，感到双腿有种奇怪的不适感或刺痛，应该是得了多动腿综合征。估计到了清早就会松一口气，终于可以睡上一会儿了。这种奇异的失调既有可能无来由地发生，也有可能是因为另一种病症所导致，例如缺铁、肾脏疾病、神经病（神经刺激）、多发性硬化甚至是怀孕，或者还有可能是某些药物的副作用（包括抗组胺药、抗抑郁药和止吐药）。如果无法停止在晚上跳舞，去看医生，做个基础的检查，也可以通过睡前拉伸和洗热水澡来放松双腿。

试过了这本书里的所有建议，还是无法入睡。如果你的睡眠习惯毫无瑕疵，也没有服用任何可疑的药物，跟以上描述任何一种情况都不符合，请约医生做一个更全面的检查，可能会包括血压和睡眠检测。

直奔急诊

因为呼吸短促或极度疼痛而无法入睡。如果你的身体就像响了的警报装置一样，别想着睡一觉就能好。如果睡不着是因为保持某种姿势的时候无法呼吸，或者身体明显有个新的疼痛源，应该以最快的速度去医院检查。

便捷参考：

睡眠用药

　　如果改变了生活方式，失眠仍然没有改善，医生可能会推荐使用睡眠药物。注意，这些药物并非适合长期使用，但你可以一边建立更好的睡眠习惯，一边尝试用药几个星期。药物也有一些风险，所以务必遵照医嘱，不要从朋友的药箱里偷。中老年人群要格外注意，因为用药期间可能会出现意识混淆和平衡问题，甚至有跌倒风险。

　　更长期、更有效、没有任何副作用的解决办法，是认知行为治疗（CBT）。在这种治疗方式中，心理学家会训练你的大脑避开压力，最小化那些分心之事，并在天色暗下来时放松。在睡眠用药的基础上（或者替换之），可以向你的医生咨询一下CBT。

　　·苯那君/夜用泰诺/夜用艾德维尔/助眠片——这些非处方药都含有相同的成分，即苯海拉明，主要用作过敏药物，但是也会导致人昏昏欲睡。尽管苯海拉明的广泛应用，使其成为治疗睡眠问题的常用选择，但并非总是有效，而且具有不少副作用，包括口干舌燥、视线模糊、尿潴留（小便障碍）和意识不清（常见于老年人）。有些研究还将频繁使用苯海拉明与早发性失智症联系起来。

·**褪黑素**——褪黑素是大脑分泌出来进行日夜节律的一种物质。作为药片形式，褪黑素可以在时区变化后帮助重置生物钟，这种情况需要在新的睡眠时间前几小时服药。在其他的情况下，褪黑素的效果不是那么好。褪黑素在药店里是摆在植物性营养补充剂区域的，这意味着这些药物并不受管制，褪黑素含量也波动很大。（换句话说，你花钱可能只换来了药片里一点点的褪黑素。）

·**苯二氮䓬类药物（羟基安定/替马西泮胶囊，氯硝西泮/克诺平，氯羟去甲安定/安定文）**——可以帮助你入眠并保持睡着的状态，其中一些（氯羟去甲安定）比另一些（氯硝西泮）更长效。这些药物能帮助减少焦虑和压力，举例而言，我们经常在幽闭恐惧症患者做MRI前，给他们服用这些药。不幸的是，此类药物有成瘾性。它们应该在医生的指导下，于一个短期的、预先决定的时间周期内服用。

·**非苯二氮䓬类催眠药（右旋佐匹克隆/舒乐安定，唑吡坦/安必恩，扎来普隆/赞你眠）**——这些药也非常有效，但与苯二氮䓬类药物相似，也有成瘾性，应该仅限于短期疗程。此外，曾有医学报告表明部分服药的病人产生幻觉或入睡后行为异常，例如吃东西、开车甚至发生性行为（别想用这个当借口）。尽管这些副作用并不常见，但也应该纳入考量。

头晕

DIZZINESS

与青春和好天气一样，平衡感总是失去了才知道珍惜。如果做旋转动作的时候没掌握好，想站直都会变得异常困难。

治疗头晕的第一大难点，在于"头晕"这个词本身可以用来形容多种不同的感觉。如果是感到晕眩，好像马上就要昏过去了，那么说你头昏眼花可能比较合适。当大脑没得到足够的血液时，就会产生这种感觉，尽管听上去很可怕，但其实不是什么严重的问题。关键因素在于你的症状多久发生一次，在什么情况下发生，如下所述。

如果感觉整间房都在旋转，那你可能有眩晕症。这种症状往往在转头或闭眼的时候，变得更严重。当身体用来感知头位的主要器官——迷路出了问题时，就会发生眩晕症。迷路位于内耳，由一连串充满淋巴液的弯曲管道组成。当你扭转头部或倒立时，淋巴液会以一种可识别的模式四处流动，让大脑根据地面决定头部的位置（哪怕眼睛是闭着的）。如果迷路发出了模糊或虚假的信号给大脑，就会感到晕眩。

举例来说，自由旋转几秒然后停下来。好……保持住。旋转时可能没觉得很晕，但是停下来之后感觉特别糟糕。这是因为惯性让迷路中的淋巴液多流动了几秒。当迷路表示你还在旋转时，大脑非常困惑，但是眼睛又示意你已经停下来了。几秒之后，淋巴液停下了，你就会重新感觉良好。同样的道理解释了，为什么在车里读书的时候往往让人想吐。眼睛觉得你没有在动（因为文字是静止的），但迷路感觉到了路上的每次颠簸与转弯。

所以，当你明明大白天里正跟老板汇报，却跌跌撞撞仿佛喝了10小杯伏特加一样，该怎么办呢？回家、躺倒并期望一切自动恢复正常？还是前往附近药店，在头晕区域（或许他们有这个区域）买点什么？

吃下定心丸

起床时觉得头昏眼花。从躺着的状态立即起身时，地心引力会导致血液流向双腿。血液需要几秒时间来重新恢复正常，这时大脑会经历血压的短暂下降，让你感觉头昏眼花。这种现象只要短暂（少于几秒），并且没把你弄倒就是正常的。

如果头昏持续了好几分钟，迫使你不得不躺回床上，或者每次站起来都会发生，那可能是起立性低血压，也就是说，起身时血压异常并下降过多。这种症状可能是大量出血或脱水（因为血液流向腿部导致本来就枯竭的库存进一步减少）、药物（例如β受体阻滞药和利尿剂）以及神经问题（因为站起后要神经帮助调整血压）导致的结果。如果你还有持续出血，或者好几天没有吃喝的情况，务必去急救室。其余情况下，跟医生挂号就行。

近期刚上过一趟航程比较长的游轮。假期可能是结束了，晒伤也基本褪去了，但身体认为自己仍然漂在海洋上，在一条长长的走廊里蹒跚。你可能正在经历MDDS[1]，或登陆不适症。（可能是法国人坐游轮比较多，所以得到了命名权。）这种症状在回到陆地之后，一般还能持续1—2天，在罕见的病例中会持续好几周。发病原因不明，最可能的解释是大脑已经适应了船身的摇晃，仍然在试图稳住双腿。不妨给它多一点时间。

狂欢之夜结束后，在刚回家或刚醒来时发生了晕眩。如果干过太多杯酒，就会知道这种终于找到枕头时发生的眩晕感。之所以觉得头晕，是因为酒精改变了血液浓度，影响了迷路里的淋巴液流动。1—2小时之后，迷路就会适应这种血液浓度，眩晕也会改善。不过到第二天一早可能又会晕一次，因为血液里的酒精含量下降了，浓度再次改变。你也有可能是因为脱水觉得头昏眼花。可以的话，还是继续留在床上，追追新剧的同时喝点汤、运动饮料或者口服补水溶液（譬如电解质水）。

挂号求医

在锻炼过程中感到头昏眼花。在进行了高强度健身后，觉得有点头晕是很正常的，但是如果年龄超过50岁，只要稍微上点量就觉得晕，那你可能是有心脏问题。例如主动脉瓣狭窄，即分隔心脏和心脏其他部位的瓣膜变得僵硬且不太能张开了。结果就是，当肌肉需要时，心脏无法供应更多血液，然后血压下降，导致头晕。同样

---

[1]　来自法语原名mal de débarquement syndrome的缩写——译者注。

的症状也可能是给心肌供血的动脉里有几处堵塞，导致心脏在高强度锻炼后比较疲乏，但又无法增加跳动强度。请去找医生给心脏做个超声，可能的话，再做个压力测试。

有时候只是转了下头，连房间也一起旋转。你很可能正在经历良性阵发性位置性眩晕，也就是BPPV。这种病一般是因为迷路里有小耳石脱落，转头的动作导致它们在滚动，给大脑传递了迷糊的信号。医生可以通过让你躺在检查床上，突然地转动你的头部来检查这种病症。如果感到晕眩，就可以确认诊断了。医生能够通过手法对头部复位，让耳石从迷路转移到内耳等不会引起问题的地方。

耳鸣且觉得耳道满胀，有时还感觉房间在旋转。你可能是得了梅尼埃病[1]。（果然，法国人就是跟眩晕过不去。）当迷路中的液体压力增加时，这种病就会不明原因地发作，进一步的症状包括失去听力和耳鸣（耳部持续性的震感和响声）。症状往往会因为压力、抽烟和摄入高盐分食物、味精、咖啡因和酒精（这些东西本来就该避免）而变得更严重。治疗方式包括采用低盐分饮食，如果不管用，还可以来点水泛丸（利尿剂）和镇吐药。你可能需要一次脑部MRI检查，来排除其他罕见但很危险的病因。一个叫作前庭康复的治疗项目可以提升平衡感，并减轻症状。

你有眩晕和偏头痛史。当偏头痛涉及关联迷路的脑部区域时，便可能导致眩晕。眩晕一般（但不总是）与头痛同时发生。在通用的偏头痛治疗方法之上，医生可能会开一些针对眩晕与恶心的药物来辅助。

---

[1] 法语原名Ménière's disease——译者注。

感觉站不稳，并且总想小便。可能是正常压力脑积水，也就是NPH，这种病是因为大脑内部的空间（被称作心室）变大了。NPH患者的步伐一般都是短促而且拖着走的，就好像他们的脚黏在了地板上一样。进一步恶化时，会出现尿频、尿急，并伴随反应速度下降和注意力不集中。［在医学院，我们通常用三个W来形容NPH：尿频（wet）、摇晃（wobbly）和古怪（wacky）。］医生一般会通过大脑MRI来评估心室的尺寸，如果心室看上去比较大，则会进行脊椎抽液——简单来说，插一根针进入脊柱来减少心室中的一部分液体。如果这样能缓解症状，那么诊断就是正确的。长期而言，医生可能会建议置入一根小管，以便持续地将大脑中的液体抽到身体其他部位（例如腹部）。

腿部有麻刺感和/或疼痛。你可能患上了神经系统疾病，或神经受到了刺激。这种症状在糖尿病人中比较常见，不过也有可能源自其他病症，包括甲状腺疾病、酒精中毒和维生素缺乏。受损的神经无法掌握双腿的位置，导致身体不稳定，并感到眩晕。

直奔急诊

房间不断旋转。如果感到了超过几分钟、持续性的眩晕，你可能正在经历以前想都想不到的悲惨感受，并且应该立刻接受紧急治疗，因为有可能是中风（卒中）或脑内出血。你需要一次脑部扫描来确认，如果结果看上去正常，或者医生认为你的中风（卒中）风险比较低，则可能是患上了另一种没那么危险的疾病，叫作前庭神经元炎，是由于病毒感染了连接迷路的神经所导致的。这种病在感染几天后，会自行逐步减轻。

心脏毫无理由地狂跳，随后感觉到头昏眼花。你的心跳可能正在经历异常的、过速的频率，使其无法有效供血，血压会降下来，导致头昏。躺平，并呼叫救护车。在等待期间，试着做一下这些可能降低心率的方法，例如咳嗽或向下使力（就好像在排便一样，但是请不要真的便在裤子里）。

流了不少血（例如一次量特别大的月经），而且觉得头昏眼花，特别是站着的时候。你可能是失血过多了，需要紧急救治。事实上，可能需要输血。正如前面描述的那样，起立性低血压（站起来的时候血压下降）对于本来就贫血的人来说，会发生得更频繁也更为严重。

发热、寒战，并伴随严重的头晕。你可能是患上了一种可怕的疾病叫脓毒症，这是由于身体对某种感染起到了核反应一般的回应。（如同真正的核战争一样，也许会造成双方的死亡。）因为免疫系统的极端反应，你的血压下降，并导致晕眩。治疗方式包括及时的静脉输液，并用抗生素治疗。因为这个病症会急速发展为致命性的状况，请马上叫救护车。

健忘
FORGETFULNESS

是否有点担心，有一天警察会在午夜的大街上发现你，只穿着内衣，在树上摇晃着一只蝙蝠呢？毕竟，今天早上你就没找到自己的手机，而且这不是第一次昏头了。

健忘对于老年人群来说十分常见。但它是怎么从仅仅记性不好发展为完全的痴呆，从而变成一个真正的麻烦呢？我们是什么时候发现自己实在是太健忘了，常常无法完成任务……我们说到哪儿了？

在医学界中，"痴呆"这个词用来形容记忆力逐步下降，以至于影响到生活质量。常见的表现包括，无法记住名字或身份，难以正确识别自己所处的位置或是完成多步骤的任务。最大的担忧是痴呆变得严重，从而无法独立生活。

痴呆本身并不是一种疾病，而是由于潜在疾病而引起的一系列症状。最常见的是阿尔茨海默病，此外痴呆也常常源自多次小中风（卒中）累积的影响（血液中的阻塞物流向了大脑，导致有用的脑组织丧失）。

对于痴呆而言，高危的因素包括高血压、吸烟、高胆固醇以及长期饮酒。通过肢体运动与大脑运动（详见41页的"便捷参考"），也许可以延缓痴呆的发展。

所以，当我们总是忘记名字，而且常常不记得钥匙丢在哪儿了，这到底是正常的？还是阿尔茨海默病？

吃下定心丸

经常熬夜。睡觉的时候，大脑会把记忆从当天的事项变成长期的储存，所以睡眠不足是导致健忘的最常见原因之一，其他的症状还包括注意力不集中、敏感、抑郁和焦虑。万幸的是，睡眠问题的解决方案已经在你手上啦（详见19页的失眠章节）。

大脑因为压力快爆炸了。是否在担忧财务问题？还是工作？还是最近生活的巨大变动？压力会导致你的大脑被牢牢占据，以至于无法对外面的世界给予恰当的注意力。当脑海中第一百次重播跟老板的那段对话时，也许就会让你忘记锁好车门。一种解决方式是留出释放压力的时间，这样大脑就能消解积压的焦虑。说真的，再焦虑也要留出30分钟去城里走走，释放出这些情绪恶魔，你可能会发现接下来更容易集中注意力了。

你总是把信用卡忘在吧台上。从个人经验中你可能会发现，太多的伏特加苏打会导致口齿不清，降低反应速度，损害记忆力，并且扰乱睡眠。哪怕在酒精退去后，连续几晚糟糕的睡眠质量可能会对记忆力持续产生影响，不如先试着限制在每天1—2杯。顺便一提，长期酗酒的患者，偶尔可能会出现科萨科夫综合征，其主要表现就是虚构症，即创作（并真心相信）复杂的故事来填补断片和记忆力下降导致的那片空白。

年纪大了……就……在中年的后半段及以后，轻微丧失短期记忆以及难以处理新信息，这是非常常见的。（如果不相信我们，可以去试试教你的大姨使用Snapchat[1]。）但是，这些变化不应该影响到生活的整体质量。而且有趣的是，长期记忆力在这种情况下被释放出来了，所以你可能会记得自己的第一个手机号码……但想不起现在这个手机号码。

挂号求医

总感觉自己卡在了第二档。甲状腺会帮助调节新陈代谢，如果调得太快，就会容易流汗、发抖、腹泻和体重降低；如果调得太慢，又会疲劳、便秘、体重增长和记忆力下降。一次简单又便宜的血液检查就能发现甲状腺问题，而且这本来就属于常规痴呆检查的一部分。（还有，我们把《老友记》主题曲成功植入你脑海了，不用谢。[2]）

你渴望成为万宝路的代言人。记忆力减退可以加入那一长串由抽烟导致的损伤清单了。不断点烟的人生会导致给大脑供氧的血管堵塞，然后发生小中风（卒中），不断偷走你的记忆力。医生可能会通过脑部MRI（磁共振成像）来寻找中风（卒中）的证据。

你不怎么喜欢戴套。一夜情可能会留下很多不想要的纪念品，床底下不属于你的脏内裤，手机里的神秘号码，以及——不出意外

---

[1] 主要提供阅后即焚功能的社交软件——译者注。

[2] "卡在第二档"是《老友记》主题曲的经典歌词——译者注。

的——梅毒。尽管你可能会把梅毒跟一战时期的妓女联系在一起，但这种病确实还存在着，经过几十年的发展，它现在可以传播到大脑，并导致一系列的问题，例如记忆力减退、情绪失调（抑郁、狂躁）以及震颤。信不信随你，梅毒测试可是常规痴呆检查的组成部分。梅毒感染的治疗方式是抗生素。

头上总有乌云环绕。抑郁症可能导致健忘以及注意力下降，其他症状还包括绝望、敏感、对事物失去兴趣、疲劳、胃口改变、性冷淡、睡眠障碍以及体重增长或减少。有趣的是，抑郁症患者通常可以察觉到自己的记忆力问题，而阿尔茨海默病患者一般都会否认或最小化这个问题。如果你认为自己可能患有抑郁症，跟医生谈谈，有很多治疗方式可以改善生活质量。

心脏最近做过手术。心脏手术通常会用到心肺旁路机，这可能导致被称为"旁路大脑"或"汞压头"的后遗症。病人会神志模糊，并出现记忆力和敏捷度下降。如果近期刚做完心脏手术，并认为自己的记忆力问题是之后产生的，请详询你的医生。

你在高中时是明星四分卫。慢性创伤性脑病（CTE）最近经常上新闻，因为在职业橄榄球运动员里非常常见。CTE是反复脑部撞击的结果，会导致不可逆的痴呆，并伴随头痛、行为冲动、震颤和抑郁。另一种相关的病症被称为拳击手痴呆，或"拳手大脑"。

记忆力随着时间逐渐变差，现在已经影响到了人们每天的生活。痴呆患者被循序渐进的记忆力丧失所折磨，并影响到了每日的正常运转，且会被别人察觉到。进一步的问题可能包括语言障碍、无法识别自己所处的位置或忘记日常行为。你需要内科医生来进行一整套痴呆检查，包括彻底的记忆力及回忆测试、用药评估、血液测试以及潜在的脑部扫描。在超过65岁的人群里，最常见的痴呆类型是由于蛋白斑在大脑堆积所导致的阿尔茨海默病。

直奔急诊

你已经不是上个星期的自己了。如果经历了急速发展（几小时到几天内）的记忆力减退，并伴随性格改变、头痛以及/或者发热，你需要立刻赶去急诊寻求紧急评估，大概率会包括大脑扫描甚至是脊椎抽液（抽出脊椎内的液体来检查）。你的大脑可能被感染了，也有可能是中风（卒中）、脑部出血或者血液中关键化学元素失衡。

被棒球砸中了脸。脑震荡是一种由头部创伤导致的轻微大脑挫伤，常见的症状包括意识模糊、晕眩、呕吐、头痛、疲劳以及记忆力丧失。请查阅头部创伤章节（42页）来了解更多细节。

◢ 便捷参考：

填字游戏可以预防痴呆吗？

你应该看过很多保健项目的广告，声称让大脑保持锻炼可以预防痴呆，例如逻辑游戏、填字游戏和算术。又或者你已经囤了一大堆数独书，期望将自己留在黄金岁月里。

不幸的是，营销骗局与硬核科学总是那么地难以分辨。现在还没有确切的证据表明，任何干预方式可以预防或延缓痴呆的形成。当然，也没有证据表明商业的保健项目比无组织的活动更有好处，后者包括阅读报纸和玩字谜游戏。尽管有些研究认为，大脑锻炼、身体锻炼以及饮食方式的结合可以提升大脑功能，但效果还是比较微弱的。

因为没有什么锦囊妙计，最好的方法还是保持健康的生活方式：多吃水果蔬菜和谷物；最小化红肉和糖的摄入；经常锻炼（最少每周大部分的日子保持30分钟慢跑、自行车或其他有氧运动）；保持社交活跃与参与度。

头部创伤

HEAD INJURY

发生了严重的头部创伤后，基本上都会叫救护车。如果失去意识了，多半也由不得你来决定。

但是如果脑袋受到的是不那么严重的创伤——足以把你击倒并让旁观者倒吸一口凉气，但还不足以危及性命？这种情况一般发生在体育活动里，尤其是当较为年长的成年人摔倒的时候。

问题是，哪怕轻微的头部创伤也可能招致非常严重的后果，比起后悔还是保险点好。话是这么说，有些创伤倒也不需要即刻赶到急诊室。

所以，你能咋办呢？让朋友盯着自己入睡？还是让朋友直接叫救护车？（顺便一提，如果你想去急诊检查头部创伤，拜托不要自己开车去。这个看上去很基本的常识往往都被忽视了，如果时速100千米的时候大脑开始晕眩了怎么办？）

吃下定心丸

没有失去意识，记得创伤前发生的所有细节，年龄在65岁以下，没服用血液稀释剂，并且感觉非常良好。你大概是躲过一劫了，但是需要有人盯着，以免出现恶化的迹象。需要紧急医疗评估介入的并发症，从明显的（癫痫、意识不清、虚弱、昏迷）到细微的（头痛、颈部僵硬、过度疲倦、呕吐）都有。如果你是运动员，则应该留在板凳上，直到至少24小时都感觉完全正常才行。

挂号求医

几天前撞到头了，现在频繁头痛。你可能是脑震荡后综合征，一般在起因事件的几天甚至几周后发生症状。进一步的指标可能包括易怒、焦虑、抑郁和晕眩（仔细想想，仿佛就是在描述大部分医学生）。医生可能会进行脑部扫描，来确认大脑周边或内部没有流血。如果扫描结果正常，治疗方式一般是维持疗法：服用缓解头痛的止痛片，尽可能让大脑休息（避免需要持续注意力的活动，例如阅读和看电视）。

直奔急诊

创伤后头痛一直恶化，或有恶心、呕吐。颅骨是一个位置有限的封闭空间，一旦里面开始出血，大脑就会受到挤压并大声抗议，导致头痛和恶心。随着出血持续升级，大脑会被挤到颈部附近，并在完全罢工前开始逐一放弃主要任务，例如控制呼吸。

你失去了意识。如果受到的创伤足以让你昏倒，那肯定需要紧急评估。有一些致命的脑部出血会让人先失去意识一段时间，然后醒过来并感觉十分良好。但是再过几小时后，血液在大脑周边累积，最终可能导致死亡。

你的年龄超过65岁。随着年龄增长大脑会萎缩，并更容易在颅骨内移动。此外，围绕着大脑的血管也会变得更脆弱。在经历外部创伤时，大脑可能会被挤来挤去，导致周边血管破裂。哪怕你感觉很好，也需要做一次脑部扫描来检查是否出血。

你正在服用血液稀释剂。血液稀释剂会极大地增加大脑内部及周边发生致命性出血的风险。尽管这些药物并不会让血管变得脆弱，但是它们会防止血块形成，然后让出血量变得更大。所以，哪怕你感觉很好，也需要再检查一下。

记不起创伤发生前的事情了。头部创伤经常会导致不同程度的记忆丢失（失忆症）。如果受到的撞击足以引起失忆，那一定要去看医生。如果失忆症状严重，也就是说创伤发生前30分钟以上的事情都被忘记了，则需要做脑部扫描。

你有新产生的虚弱或麻木症状。有时候，头部创伤是与手臂或腿部的严重受伤相关联的，会导致这些部位受损并无法动弹。如果四肢看上去毫发无伤，实际上却不能正常工作，你可能是遭受了严重的脑部或脊髓创伤。快叫救护车！

从很高的地方摔下来。如果你从高处摔下来，并且头部受到地面冲击，那么受到严重创伤的概率就足以去做脑部扫描了。拜托，下次演唱会的时候就不要搞什么人群冲浪了。

眼部发红或疼痛
RED OR PAINFUL EYES

特约编辑:

布莱恩·J. 维恩(医学博士)

BRYAN J. WINN, M.D.

眼睛，常被形容为通往灵魂的窗户。如果你的眼睛因为感染而发红、肿胀或者结痂，这意味着怎样的灵魂呢？对于别人看到你转身就跑，难道还有什么疑问吗？

在我们解开眼睛发红或疼痛的谜团之前，照照镜子，进一步了解一下这个器官。中间黑色部分叫作瞳孔，它在扩张时，是应对黑暗环境产生的反应，为了让更多光线进来。瞳孔也会因为恐惧而扩张，打扑克时别忘了这一点。光线从瞳孔进来，再通过晶状体聚焦。

虹膜是围绕着瞳孔的那一圈颜色，巩膜则是虹膜周边的白色表层。当别人称赞你的眼睛时，他们一般是指你的虹膜。（很难听到别人说："你的眼睛拥有一双多么深邃而富有洞察力的瞳孔呀！"）而结膜则是巩膜上面一层薄薄的表面，以及眼皮的内侧沿线。

当血管肿胀或爆裂时，眼睛就会变红。最常见的原因包括干眼症、过敏、视力疲劳（绝对不是因为阅读这本书导致的），以及佩戴隐形眼镜时间过长。不幸的是，发红或疼痛的双眼有时候意味着一种严重的、危及视力的疾病。例如，急性青光眼（眼压过高）就会导致眼睛发红疼痛，然后急速且永久性地丧失视力。

所以，如果眼睛发红又疼痛时，是不是自我隔离并经常洗手就行了？还是要使用眼药水——如果要，买哪种眼药水呢？还是应该戴上墨镜照常上班？又或者在崩溃中找到眼科医生，同时上亚马逊搜索一番买得起的玻璃义眼？

吃下定心丸

看电脑、阅读或开车几小时后，觉得眼周疼痛、头痛，以及无法集中注意力。视疲劳或眼疲劳，意味着聚焦太长时间后，晶状体周围的肌肉开始疲惫或痉挛。你的双眼不是契约奴隶，它们需要定期休息！如果工作的场所光线昏暗，或整体氛围疲惫，则会更快感觉到眼疲劳。很多人在工作或阅读的时候不经常眨眼，这样会导致干燥（现在……眨眼！）。

每30分钟就通过四处走走和望向远方，给眼睛一次休息的机会。此外，确保工作场所光线明亮但不刺眼。如果感觉眼睛很干，可以使用一些非处方的人工泪液，每天2—3次。（如果使用次数更频繁，就要选择没有防腐剂的产品避免刺激。）避免使用声称能减少红眼的眼药水，它们可能会进一步刺激你的眼睛。如果问题仍然持续，请去眼科医生处寻求进一步检查。在有些病例里，唯一有效的疗法是处方眼镜。

眼睛红肿，伴有发热、喉咙痛和/或流鼻涕。普通感冒其实并非小菜一碟。你的鼻窦会被黏液堵塞，压迫眼周的血管并使其充血。我们可以通过使用抗炎药物（布洛芬/艾德维尔/美林）、减充血剂（伪麻黄碱/速达菲）和盐水鼻喷剂来减轻肿胀。如果症状持续超过一周，请去看医生。

眼睛发红、瘙痒、流泪，并伴随黑眼圈和流鼻涕。你应该是过敏性结膜炎（过敏会刺激结膜），最常见的过敏原包括花粉、灰尘、宠物皮屑、氯（如果游泳的话）以及香烟烟雾。如果佩戴隐形眼镜，那么你也有可能是对隐形眼镜本身过敏。随时注意避开过敏原，也可以试着服用一些非处方抗组胺药（氯雷他定/开瑞坦、西替利嗪/仙特明、左西替利嗪/优泽）或鼻用喷雾（氟替卡松/辅舒良）。如果症状依旧持续，可以试试非处方的抗过敏眼药水（例如酮替芬/酮替芬滴眼液）。眼科医生也可能会开具更强力的抗过敏眼药水，甚至是类固醇眼药水。

眼皮上有个小痘痘。你的眼皮上可能有个受阻的皮脂腺，也被称作睑腺炎。不要——此处重点，不要——手贱去挤爆那个痘痘。（可能会弄伤自己的眼睛，并且增加感染的概率。）要减轻肿胀可以试试热敷，用温水浸湿一小块手巾并拧干，然后闭眼，将其覆盖在眼部10分钟左右。（就当是做SPA了。）每几小时就重复一次这个步骤，持续数天。如果担心弄花眼妆，可以找一个棉袜（最好是干净的！），倒一些没煮过的大米进去，打结封好，放进微波炉热10—20秒，让大米变得温暖（而不是烫手）。把这个袜子放在眼部，大米会维持这个温度5分钟左右。

眼白部分有血。大概率是眼球上的小血管爆裂了，导致结膜下出血（出血点在结膜的下方）。朋友可能会以为你刚从地狱回来，但是其实情况并不危险。这可能是眼部血管高压的结果，潜在的诱因包括咳嗽、数次呕吐或过量揉眼，有些病例甚至没啥具体原因。出血可能会在头两天之后看起来更严重，因为血液重新分配了，但是两周内就差不多消失了。如果持续出血，或症状是在头部受创伤之后发生的，并伴随头痛，请咨询医生。

眼部下方有黑眼圈，并且肿胀。黑眼圈其实是靠近皮肤表层的血管扩张了，疲劳、过敏和频繁揉眼都有可能导致这种俗称的"熊猫眼"。有些人的眼袋是遗传的，也许你应该拿出家庭相册，看看是谁送上了这份大礼。为了减轻肿胀和发黑，可以采用冷敷的办法，把毛巾在冷水里浸泡后拧干，敷在眼部大约10分钟。如果没有效果，皮肤科医生可能会建议手术缩小血管（例如激光治疗）。

你佩戴隐形眼镜，一天结束时，大部分情况下眼睛都会干燥或发红。要么用了不合适的护理液，要么就是不合适的隐形眼镜，从而导致了瘙痒和/或隐形眼镜干眼症（在比较酷的医学圈子里被称为CLIDE）。首先，检查一下护理液。如果你使用多用途护理液来清洁和储存隐形眼镜，换成含过氧化氢的护理液可能会减少刺激。第二，在佩戴隐形眼镜之前滴一点起润滑作用的眼药水。第三，如果使用的周抛或者双周抛，请跟医生沟通改为日抛。第四，不管你有多想偷懒，永远不要戴着隐形眼镜睡觉，它们会变干并且极大地增加感染概率。最后，如果眼睛感觉受到了刺激，把隐形眼镜摘了，让你的双眼喘口气吧！

点上烟后，眼睛开始发红、瘙痒，以及/或者疼痛。来自香烟或其他消遣用品的有毒气体会刺激双眼，这应该不是什么新鲜事了。（人们从钓鱼乐队的演唱会离场时，那些红眼睛可不是因为读书读得太用功。）抽烟还会增加罹患白内障（约等于通过有雾的隐形眼镜看世界）的概率。

挂号求医

眼睛就像你的幽默感一样干。你可能是数百万个有干眼症的美国人其中一个，这种疾病主要发生在女性、老年人和隐形眼镜佩戴者身上。很多药物也会进一步使干燥恶化，包括抗组胺药、雌激素、部分抗抑郁剂、烟酸以及胺碘酮。除了干燥，其他并发的症状包括红眼、瘙痒、光敏感增强，以及总感觉有根毛发或者其他小东西卡在眼睛里了（尽管并没有）。一些简单的治疗方法就可以缓解。首先，使用无防腐剂的人工泪液，每天数次。其次，避免使用含减充血剂的眼药水，因为停用时症状可能会进一步恶化。再次，戴框架眼镜来保护眼睛，避免干燥的空气。最后，给卧室或者办公室搞个加湿器。如果症状仍然持续，医生应该会建议你使用处方眼药水。

你的子宫里有了一双小眼睛。怀孕会导致激素变化，可能让双眼布满血丝、瘙痒（尤其是戴隐形眼镜的时候）以及对光敏感。让产科医生知悉你的症状就行了，在宝宝生下来之后应该就会缓解，然后到了熬夜哺乳的时候又会回来。

一边或两边眼睛都发红，轻微疼痛，并伴随排出物，但视力并无变化。你可能得了结膜炎，也叫作红眼病。这种极易传染的常见疾病，可能是由于细菌感染、病毒感染或者过敏原刺激导致。（事实上，因为实在太容易感染了，如果你最近去看过眼科，八成就是从那里感染上的。）排出物通常会在夜间累积，早晨粘在眼皮上。如果是细菌性结膜炎（最常见的类型），会有很黏稠的、脓一般的排出物，在白天也持续出现。如果眼睛似乎整天都在不断流出黄色、黏糊糊的眼泪，让医生给你开一个抗生素眼药水。如果反之，排出物很清澈且疼痛感微弱，估计靠抗组胺眼药水萘甲唑啉–非尼拉敏/那素达滴眼液（药店有售）加上冷敷就够了。勤洗手，以免感染他人。

你感觉有人周期性地把指甲插入你眼窝，但是周期之间又感觉良好。可能是丛集性头痛，请查阅头痛章节（第4页）来了解更多细节。

直奔急诊

眼睛痛得相当厉害。有一堆可怕的玩意，可能感染了你眼睛的各个部位，每个都可以导致急性的眼部疼痛。你的视力可能危在旦夕，尽早去看眼科医生。如果挂不到门诊，去急诊。

视力突然下降或者有重影现象（但没有连干8杯龙舌兰纯饮）。如果你想恢复正常视力，就赶紧跑去急诊室。有些病会突然导致视力丧失，例如眼部供血动脉堵塞，需要在90分钟内进行治疗。视力骤变也可能是脑部有什么危及生命的问题，例如中风（卒中）和出血。

你有红眼症状，并伴随眉头上方疼痛，以及视力模糊、恶心，看向光源时有光圈。有可能是急性青光眼，这是由于眼内压力急速并且突然上升导致的。你需要急救来降低眼压，以避免永久性的视力丧失。立即马上去找眼科大夫或者直奔急诊。

一只眼睛肿胀，并且一转动就痛，同时可能伴随视力模糊。眼部可能遭受了非常严重的细菌感染，也就是眼眶蜂窝织炎。这种感染一般是从距离最近的鼻窦开始，随后到达眼部的。你需要紧急评估，可能要用抗生素治疗，有些患者甚至需要手术。

你有头痛及眼痛的情况，并伴随眼周水疱状皮疹。你应该是患上了一种特别严重的带状疱疹。这种病通常是因为水痘病毒从儿时起就潜伏在体内，这会儿被重新激活了，导致了非常疼痛的皮疹。这种皮疹可能发生在任何部位，但当其发生在眼部周围时，你的视力就遇上麻烦了。然后会开始起疹子，有时候还会导致红眼和一侧眼皮下垂。你需要紧急的抗病毒治疗，甚至要用上类固醇以防止视力丧失。

听力丧失与耳痛

HEARING LOSS AND EAR PAIN

特约编辑:

贾森·A. 莫奇（医学博士、美国外科医生学会成员）

JASON A. MOCHE，*M.D.*，*F.A.C.S.*

喜欢在健身或者开车的时候调高音量？是不是一路调到了11档？是不是还发现自己经常会反问"啊"和"啥"？

耳朵是一个十分复杂、长相搞笑又非常失宠的器官。举例而言，你有听到过任何关于别人耳朵大小和形状的正面评价吗？世界上所有的小飞象们和斯波克们[1]，我们对大家的伤心事感同身受。

耳朵可以分成三个主要部分。外耳是指你可以——但不应该——用棉签探测的部分。声波通过外耳传进来，直到撞击到鼓膜并使之振动。鼓膜之后是中耳，包含了扩大振动的小骨头。中耳之后则是内耳，它把这些振动转化为电力的或化学的信号，输送给大脑。

除了听力丧失，耳部问题也可能导致严重的疼痛、持续性的响铃声（耳鸣）、经常性的砰砰响以及房间在旋转的感觉（眩晕）。

所以，当耳朵感觉胀满并伴随听力丧失时，这是耳屎太多的征兆吗？你需要抵押房屋来买一套听力辅助设备吗？徘徊在脑海中的声音到底只是你的良心，还是意味着需要做一个MRI来确保你没有

---

[1] 小飞象和斯波克都是耳朵非常大或形状异常的虚构角色——译者注。

脑部肿瘤？

吃下定心丸

耳朵总是砰砰响。中耳是封闭的空间，如果其压力与头部周边的气压不一致，你就会感到压迫甚至疼痛。为了保证压力均等，中耳会短暂地对喉咙后部（你没看错）打开一下，让空气进出。这条连接管道被称为咽鼓管，打哈欠、吞咽或者捏住鼻子鼓气都能把管道打开。在比较快速的电梯或起降的航班里，我们会感觉到耳朵里砰砰响，那是因为气压的变化非常迅速，耳朵正在试着跟上。如果感冒了，耳朵可能也会感到疼痛和频繁的砰砰作响，因为咽鼓管肿胀或者被鼻涕堵塞了，减充血剂（伪麻黄碱/速达菲）和消炎药（布洛芬/艾德维尔/美林）就可以缓解。如果症状仍然未见减轻，可以试着用一下阿夫林喷雾，但只能用1—2天。（超过的话就会很难戒断。）

挂号求医

同时也有牙痛症状。牙齿和下巴的疼痛会传播到整个侧脸，包括耳朵（哪怕耳朵本身并没有什么事）。如果每天早上醒来都有下巴和耳朵疼痛的症状，可能是因为睡觉磨牙，应该考虑戴睡眠牙套。与此同时，如果下巴总是发出关节响声，则可能是有颞下颌关节疾病（基本上就是连接下巴和头骨的关节没有对准），需要去看耳鼻喉科专家。如果这种下巴和耳朵的疼痛持续地、逐步地恶化，你可能是被感染了，需要尽快检查。

部分听力损失，伴随耳部胀满感。耳屎（也可以叫它更高级的名字——耳垢）看起来很恶心，但可以保护耳道不受损伤和感染。耳朵会自动地抛出多余的耳屎，但有时候它们也会累积起来堵住耳道。症状包括胀满感、听力损失、瘙痒、耳鸣以及咳嗽（因为耳道一旦受刺激就会引起咳嗽）。

棉棒的名声可不怎么样，因为它把耳屎推到了更深的地方，导致其堆积成了更密实的一团。听力辅助设备和入耳式耳机也会挡住耳屎排出的路。进一步来说，随着我们年龄增长，耳朵也会越来越倾向于产生更硬、更干燥的耳垢，从而更加不容易排出来。结果就是，差不多1/3的老年人群需要请专业人士周期性地掏出耳屎。（可以把这些项目加入自我护理常规动作：手指甲、脚指甲、耳屎的清理。）

如果需要更频繁地掏耳屎，请咨询医生，看看你是不是每3—4周就需要使用一次非处方耳屎软化剂，以预防过量的耳屎堆积。注意，过于频繁地使用软化剂可能会刺激耳道。

耳朵有瘙痒并伴随排出物，同时，拉扯耳垂的时候会产生耳痛。可能是外耳道受到了感染，也就是外耳炎。这种病症在游泳的人里比较常见，因为长期潮湿的环境是最适合细菌生长的。外耳感染在频繁挖耳屎的人群里比较常见，因为他们可能会引起细微的皮肤破损，导致细菌就此落下脚。（而且，耳屎本来就是用来保护耳朵不受感染的，因为它本身是弱酸性的，能让细菌和真菌更难生长。）

如果你觉得自己有外耳感染，可以让医生开点抗生素滴耳液（可能含有类固醇）。如果不采取治疗，一次糟糕的感染就可以散布到周围的皮肤，甚至颅骨。患有糖尿病的老年人群是最高危的，此外就是长期服用免疫系统抑制药物的人群。

如果外耳频繁地受到感染，要确保自己每次洗完澡或者游完泳之后都用毛巾擦干外耳。如果你是游泳运动员或者爱好者，不妨咨询一下医生关于使用含酒精游泳专用滴耳液（药房有售）的事宜，这种药可以帮助干燥耳道。

另外要引起重视的是，不是所有的外耳瘙痒和疼痛都是因为感染。得了湿疹（276页）或银屑病（275页）的患者也可能会有耳部的皮肤损伤，导致相似的症状。皮肤癌也会罕见地发生在耳道里，导致疼痛和排出物带血。

你有发热和剧烈耳痛的症状，同时伴有听力损失。可能是中耳被感染，也就是俗称的中耳炎，其病因可能是病毒、细菌或者真菌。感染往往从喉咙或者鼻子/鼻窦处开始，然后引起液体堆积，从而感染耳朵。

中耳感染在儿童中是非常常见的，因为他们的咽鼓管（连接了中耳与喉咙）比较小，走向也与成年人不同，儿童的咽鼓管引流能力也不是很好。总之，细菌就容易卡在他们的中耳里，从而导致感染。随着年龄增长，咽鼓管逐渐变得成熟，感染的概率就会随之下降。与外耳感染相比，中耳感染所引起的疼痛会更深入一点，躺下的时候则更加糟糕，与之伴随的听力损失也更常见。

如果有痛感，可以服药非类固醇的消炎药，也被称为非甾体抗炎药或NSAIDs，例如布洛芬/艾德维尔/美林（每8小时400到600毫克）或者甲氧萘丙酸/萘普生（每天两次，每次220到500毫克）。你可能会用到抗生素来避免严重的并发症，例如乳突炎（感染蔓延到了耳后的骨头）、面部神经刺激以及听力丧失。请跟医生挂一个当天的号。

几乎每个人都会劝你少看点电视，而你连大家吃饭时的闲聊都不太跟得上。这应该是听力损失，发病原因可能是年龄（老年性耳聋）、长期暴露在大量的噪声环境中、药物带来的副作用（查阅第60页）或者其他原因。有高血压、糖尿病以及抽烟史的人风险更高，因为这些问题都会导致通向耳部的动脉变窄。对于大多数人而言，在有背景音的环境里听力问题会更严重，例如餐厅里叮铃哐当的响声。医生应该会进行一整套耳部检查，来排除耳屎这一类的因素。你也应该去拜访听力学家，进行全套的听力测试。尽管很贵，但也该考虑一下听力辅助设备，因为孱弱的听力会导致社交孤立和抑郁。新款的助听器非常小而且很不显眼，甚至可以连接到手机。如果你总感到耳朵里有振动，助听器也能有所缓解。如果助听器都不管用，则可能要申请耳蜗移植，这意味着一副电子的设备会植入到内耳中。

总是听到持续的嗡嗡声或振动声。耳鸣是指单侧或两侧耳朵都能接收到振动或铃声一样的声音，会造成内耳损害及听力损失，一般会发生在听到巨大噪声之后，也可能毫无原因就发生了。高危人群包括吸烟者（又一个戒烟理由）和老年人群。事实上，耳鸣在老年人中还挺普遍的，而且总与老年性耳聋相关联。在很罕见的病例中，耳鸣的原因也可能是血管畸形（主要是动脉声）、耳部肿瘤或者脖子、下巴及头部的问题。不对称的耳鸣（即一只耳朵有声音，另一只没有）更有可能意味着一种具体的、可定位的问题，需要耳鼻喉检查。突然发生的并伴随眩晕的耳鸣，也需要抓紧检查。为了避免这种特别讨厌的症状发生，当你预计自己将暴露在巨大噪声环境（例如演唱会和球赛）中时，可以戴上耳塞，同时记住永远把耳机音量维持在80%以下。如果你有耳鸣症状，医生大概率会帮你预约一次听力测试，再根据具体情况，看是否需要进行脑部MRI。

服用新的药物几周后，发生了听力丧失。有些药物可能会导致听力丧失、耳鸣和眩晕，通常能在停药后自行缓解。但是，有些药物可能会导致永久性的伤害，尤其是氨基糖苷类抗生素（庆大霉素、妥布霉素以及新霉素），这些药一般用来治疗严重的感染。当开出这些处方时，医生通常都会特别密切地监督用药剂量。另外有一些化疗用药，例如顺铂、氟二氧嘧啶、氮芥以及博来霉素，都有可能导致永久性的听力丧失。

可能导致暂时性耳部副作用的药物包括抗生素，例如红霉素和四环素（用于治疗肺炎和痤疮）；水泛丸，例如呋喃苯胺酸/速尿灵；疟疾药物，例如氯喹/氯喹和奎宁；以及大剂量的阿司匹林（含量为325毫克的药片，每日服用16片以上）。连续服用对乙酰氨基酚/泰诺或者布洛芬/艾德维尔/美林两周以上，在很长一段时间内都被认为与听力丧失和耳鸣相关。停药前，请咨询你的医生。

你有听力丧失、单侧耳鸣以及频繁的眩晕症状。如果偶尔发生眩晕（持续时间为20分钟到数小时）、听力丧失和耳鸣，可能是得了梅尼埃病。这种病通常发生在20—40岁的人群中，一般认为是内耳液压过高所导致的。重盐的食物、咖啡因、酒精、MSG（指味精，不是纽约的体育馆）、压力以及抽烟，都有可能成为病因。低盐饮食配合特定的药物，也就是利尿剂，可以帮助降低耳中的压力和发病概率。医生可能会让你做一个脑部MRI来排除其他原因，因为这些症状也很有可能是某些可怕的疾病所导致，例如动脉瘤（血管扩张）、肿瘤以及多发性硬化。

直奔急诊

你突然失去了听力，或者耳部剧烈疼痛。可能是内耳感染、连接耳部的动脉阻塞或者鼓膜破裂。你需要立刻接受评估，来确认合适的治疗方法。

耳痛伴随头痛、意识模糊以及颈部僵硬。你的耳部感染可能已经扩散到了颅骨，引起了脑膜炎（刺激到大脑外围）、血块（在血管里，导致大脑的血液被抽干）和脑部感染。

颈部肿块

LUMP IN YOUR NECK

颈部连接在头颅和胸腔坚实的骨头之间，呈现了一种美好衔接的感觉，它包括脊髓、来往头部的主要血管、食管（连接嘴巴和胃）、气管（连接嘴巴和肺）、甲状腺（调节新陈代谢）、甲状旁腺（调节钙的水平）以及数条淋巴结（被免疫细胞包围）。多少年前，上述这些东西使颈部成为饥肠辘辘的猎食动物为了迅速解决你而瞄准的完美目标。所以说，穿着橘滋[1]这种牌子在以前可不是什么好事情。

　　因为颈部没有被骨头包住，所以很容易发现肿块和小包。有些肿块一直长在那儿，尽管你可能刚刚发现它们。例如，喉咙包括了环状软骨，可以在颈部V形的底部触摸到。对于男性而言，喉结则是颈部中间另一块比较硬的区域，吞咽时可以看到明显的上下移动。

　　可是，除此之外的其他肿块，就有可能是某种疾病的征兆了——范围可以从常见的感冒直到爆发的癌症。所以，我们是该等等看肿块会不会自行消失，还是冲向医生办公室去做个活检呢？

---

[1] 美国服饰品牌，英文原名Juicy，意为鲜美多汁的——译者注。

吃下定心丸

你有或近期有过感冒症状（发热、咳嗽、喉咙酸痛以及/或者流鼻涕），并发现比较柔软的颈部肿块。上呼吸道感染是引发颈部肿块最多见也最不危险的原因，诸如普通感冒或单核细胞增多症一类的感染则是最常见的。这些略感疼痛的肿块，其实是肿胀的淋巴结（免疫细胞集群）对于感染的反馈。结节，通常会是柔软的、可移动的，并且发生在颈部两侧。一般不需要抗生素治疗，1—2周内就会自行恢复。体积较大（大于1厘米）且持续超过2周的结节，需要用颈部扫描来进行更深入的检查。注意，如果你有感染HIV的风险因素，例如发生过无保护性行为或静脉注射给药，那么发热、头痛、喉咙酸痛以及颈部柔软肿块的组合，可能意味着近期发生的HIV感染。（查阅下一章了解更多细节。）

挂号求医

从儿童时代开始颈部中间就有小小的肿块，伸出舌头的时候肿块会上移。有时候，建成的房子跟蓝图并不相符。在你颈部的成长中，发生一个不动声色的小错误，可能就会导致一种叫甲状舌管囊肿的圆形结构。这种囊肿一般位于颈部中段，大约在下巴下方2.54—5.08厘米，跟舌头相连并且随之移动。通过颈部扫描即可以确诊，因为囊肿可能导致感染，一般会建议移除。

颈部中间有个肿块，而且你总是感觉很热，并且有计划外的体重减轻。你可能是有一个肿大的甲状腺，也被称作甲状腺肿，或者是甲状腺处有生长性的突起，被称为小瘤。甲状腺能帮助身体调节新陈代谢，异常生长则可能会导致甲状腺激素无限制地产生，从而使你的新陈代谢挂上超速档。（在有些病例里，肿大的甲状腺会比正常的作用更少，导致新陈代谢减缓、体重增加以及疲劳。）你需要做血液测试和颈部超声来检查，如果肿块超过1厘米，就可能需要活检。

你有1个或以上坚实的、不柔软的肿块，并且最近去过墨西哥、东南亚或者撒哈拉以南的非洲旅行。有没有去过豪华SPA或者当地人的住房？如果这次旅途偏离了常规轨道，你可能是患上了肺结核，又称TB。肺结核最广为人知的症状是发热、夜汗、体重减轻以及长期咳嗽。（如果有这些症状，请你离开本节地铁车厢，立刻去找医生。）但是，在部分病例中，肺结核会首先感染淋巴结，通常位于颈部。如果不移除并检测肿胀的结节，就没办法确诊。

你有数个柔软的肿块，并且在过去几周内发生过未受保护的性行为或静脉用药。你可能要考虑一下自己感染HIV的概率。在感染初期，这种病毒会导致流感一样的症状，包括发热、头痛、喉咙酸痛以及柔软肿胀的淋巴结。当然，也有一些别的病毒感染能导致这些症状，最大的例子就是单核细胞增多症，但是如果你曾暴露在HIV风险环境下，就需要去检测。忽略这些问题并不会让情况好转，只会导致本可以预防的并发症。

你有一个石头一样坚硬且无法移动的肿块。坚实固定在某处的硬结节可能意味着癌症。如果长期抽烟或者大量饮酒，那么头部及颈部发生癌症的风险则更高。你应该找医生做一个身体检查，在多数情况下还要做一个颈部扫描。

你本来就是癌症患者。癌症经常会扩散到颈部淋巴结上，并可能紧接着入侵其他器官。务必马上通知一直给你看病的肿瘤专家，因为可能需要紧急检测，来确认你的癌症是否在扩散（例如PET扫描[1]，它可以看出淋巴结中的细胞有多活跃）。

反复高热并且有一个特别大的肿块。你可能是被比较厉害的病毒感染了，例如单核细胞增多症，也有可能是发生在喉咙或颈部的细菌感染。医生可能首先要给你开一点抗生素，看看是否能好转。如果肿块还在，就需要颈部扫描来确认具体是什么感染，还是其他问题，例如淋巴瘤（淋巴结的癌症，经常导致发热和盗汗）。

你的肿块与以上形容均不相似。任何发展迅速或持续2周以上的肿块，可能都需要颈部扫描来进一步检查。也许结果是好的，但我们不希望忽略掉任何危险。

直奔急诊

你声音低沉或吞咽困难。这些症状表明这个肿块压迫了喉咙里的关键结构，你需要紧急医学评估来确认病因，以确保你的呼吸道不会关闭。

---

[1] 正电子发射断层成像（PET）扫描，一种影像学检查，可以显示组织和器官的代谢或生化功能——编者注。

喉咙痛

SORE THROAT

拆开的喉糖包装纸已经遍地都是？不痛得龇牙咧嘴就没法吞下自己的口水？酸痛的喉咙可以让你相当不舒服，但是万幸，它们往往并不危险。

喉咙酸痛大部分时候都是病毒感染的结果，几天内就会自行恢复。比较少见的原因包括细菌感染，例如链球菌性咽喉炎，或者环境刺激，例如香烟烟雾和干燥的空气。

抛开这些原因不说，含薄荷喉糖可能会让你舒服一点儿。如果不管用，则需要含有苯佐卡因的喉糖或喷雾。但是最好的办法还是要找到根源问题，也就是说，你需要本书来做决策。

所以，我们到底是需要一台新的加湿器还是来自医生的抗生素处方呢？

吃下定心丸

同时有头痛、咳嗽和流鼻涕的症状。大部分时候，喉咙酸痛都是由于病毒感染引起的，例如普通的感冒，其他并发的症状包括发热、眼睛刺激、咳嗽以及嗓音沙哑。止痛片（对乙酰氨基酚/泰诺）

和减充血剂（伪麻黄碱/速达菲）可以舒缓症状，病情一周内就能自行恢复。如果症状持续，或者咳嗽伴有浓厚或绿色的痰，快去找医生。

空气似乎有点异样。有很多靠空气传播的过敏原会刺激你的喉咙，例如香烟烟雾、花粉、动物毛发以及家庭清洁用品。如果有其他的过敏症状（眼睛痒和流鼻涕），你应该试试非处方类的抗组胺药（氯雷他定/开瑞坦，西替利嗪/仙特明，左西替利嗪/优泽）。不管什么情况下，都要避免接触过敏原。（如果你正巧在寻找一个借口赶走室友和她的猫的话……）

冬天来了。晚秋和冬天干燥的空气会抽干并刺激你的喉咙。一个常见的症状就是一觉醒来，嗓子又痒又痛（因为呼吸了一整晚的干燥空气），随着一天过去又会变好。给卧室备上一台加湿器，你就会感觉好很多。

昨晚的橄榄球赛真是让人怒火中烧。过度吼叫会让喉咙的肌肉紧张，导致酸痛和沙哑（也可能导致坐在你旁边的家人听力损伤）。试试看用温水漱口，并小声说话。与其如此过度地加油助威，不如尝试一些比较保守的选择，例如与球队同色系的身体彩绘？

喉咙里有股苦味，并且/或者胸口有燃烧的感觉。你可能是有胃酸反流性疾病，即胃酸回流到了嘴巴，并刺激到了喉咙。请查阅79页，了解细节和解决方法。

挂号求医

你的扁桃体上有白斑。让我们打开手机闪光灯，对准喉咙深处拍张照，扁桃体位于中间那个小球（顺便一说，它叫uvula，拉丁文中"嘴巴里的迪斯科球"的意思）的两侧。如果你的扁桃体上有白斑，可能是链球菌性咽喉炎。咽喉酸痛是由于病毒（不需要抗生素）还是由于链球菌（需要抗生素），可能比较难说，但是，链球菌的标志包括高热、颈部淋巴结肿大，但没有咳嗽和流鼻涕的症状。医生可以通过一个便捷的链球菌检测来确诊。如果结果为阳性，抗生素就能更快地缓解你的症状，并预防罕见的并发症，例如风湿性心脏病。

嘴里和喉咙都布满白斑。你可能是患上了鹅口疮这一类的真菌感染，一般的表现包括咽喉酸痛和上腭（嘴里的天花板）、舌头和扁桃体均有白斑。鹅口疮通常是免疫抑制的表现，要么仅仅影响嘴部（可能是由于治疗哮喘或慢性阻塞性肺病的类固醇喷雾剂导致），要么就是全身（由于类固醇药片或HIV/艾滋病这一类的感染导致）。请找医生做个病情检查。

你几乎下不了床。哪怕在这个流感季节已经接种了疫苗，你可能还是得了流感，最常见的症状就包括发热、身体酸痛、疲劳、头痛、咽喉痛以及咳嗽。通过休息、摄入大量水分以及服用止痛片（例如对乙酰氨基酚/泰诺），大部分人都可以在2周内痊愈。如果症状刚刚出现不到48小时，医生可能会开一些抗病毒药物（奥司他韦/特敏福）。请注意，流感可能导致严重的、危及生命的并发症，例如肺炎，所以如果你感觉特别糟糕，又挂不上两天以内的号，赶紧去急诊中心。

你吻错了人。（唉，谁还不是呢。）尽管单核细胞增多症也被称为接吻病，但并不一定是由于亲了谁才患上的（尽管那样会更有趣）。单核细胞增多症是由于感染了巴尔病毒（EBV）导致的，这种病毒经由唾液传播，最常见的症状包括发热、疲劳、咽喉酸痛以及颈部腺体肿胀。在肋骨下方，你自己的左侧，也许还会感到脾脏胀痛。医生应该会进行简单的血液测试来确诊，如果是阳性，你需要好好休息几天。如果脾脏肿大了，你需要在接下来几周内避免接触式运动。肿大的脾脏就像一个装满了血液的水气球……所以，你应该不希望谁来戳爆它吧。

症状持续了2周以上。咽喉或喉头（音箱）的肿瘤，可以导致持续性的咽喉酸痛，其他症状可能包括体重减轻、耳痛、唾液带血以及明显的颈部肿块。如果你抽烟或嚼烟草，那么患病的风险很高。医生会实施彻底的颈部检查，并且也许会把你转介给喉咙影像检查的技师。

直奔急诊

咽喉疼痛十分严重，并伴随发热、吞咽困难以及声音改变。一种可能性是扁桃体附近有脓肿（脓的集群），如果真是这样，你需要紧急的抗生素治疗，甚至有可能要抽干脓肿。

颈部一侧可见肿胀、柔软的血管。在罕见的病例中，喉咙的感染会传播到颈静脉血管（颈部的主要血管，把血液从脑部运输出来），并导致血块。你需要去急诊来进行深入检查以及抗生素静脉注射，也有可能需要血液稀释剂。

你有高热和心跳加速的现象，而且感到头昏眼花。你的喉咙和/或颈部可能是遭受了严重的细菌感染，并传播到了血液循环中。务必立刻前往急诊，以接受包括抗生素在内的静脉注射。

便捷参考:

流感辟谣小集

·流感疫苗会导致流感。假的。

流感疫苗中含有失活的病毒,也就是说它没能力导致流感。但是有些人对疫苗注射会出现一点反应,比如,事后1—2天注射部位都有轻微的红肿和酸痛。一小部分人也可能会感觉到头痛、发热和身体酸痛,并持续1—2天。这是因为你的免疫系统在对疫苗起反应,但并不是流感。每个年龄6个月以上的人都应该注射流感疫苗来预防流感。(如果你还不到6个月还在阅读本书,请立刻联系我们。)

·我去年接种过流感疫苗,所以今年不需要了。假的。

时间流逝,人是会变的,流感病毒也一样,它在流感季节之间就会变异和进化。每年接种新升级的流感疫苗很重要,一般可以在10—11月间接种。疫苗成分会根据预计将在流感季节中暴发的流感病毒株来变化,美国的流感季节一般是在11月至次年4月间。

·哪怕你接种了流感疫苗,还是有可能得流感。真的。

如果你接种了流感疫苗，确实仍有可能得流感，但是，概率会大大降低，症状可能也会没那么严重。

·如果你怀孕了，就不应该接种流感疫苗。假的。

流感对于孕妇而言尤其危险，甚至可能导致死亡。因此，所有孕妇都应该在疫苗上市后尽快接种，不论你身处哪段孕期。事实上，疫苗还能给出生后的宝宝持续性的保护，帮助他们在到达能接种的年龄前，安全度过这段过渡期。

·如果你对鸡蛋过敏，就不能接种流感疫苗。假的。

尽管流感疫苗的部分混合物含有少量的鸡蛋，但这么微小的剂量是不会引起过敏反应的。如果对你鸡蛋有严重的、危及生命的过敏史，仍然是可以接种流感疫苗的，但是谨慎起见，应该去医生办公室接种（而不是药房）。唯一让你不能去接种流感疫苗的理由，是对流感疫苗本身有过严重反应（全身性过敏反应）。

·如果你得了流感，采取什么措施也没辙了。假的。

如果觉得自己似乎患上了流感，你的医生可能会开一些抗病毒的药物（奥司他韦/特敏福），在患病的前48小时服用最有效。

·在流感季节，经常使用肥皂或者含酒精的消毒液可以降低患上流感的概率。真的。

流感病毒是通过交谈、咳嗽或打喷嚏所产生的飞沫在空气中传播的，这些飞沫会落在物体表面上，沾上你的手指，然后在你触碰自己眼睛或嘴巴时导致感染。为了更好地保护自己，应该避免与有疑似流感症状（发热、头痛、身体酸痛、疲劳、喉咙酸痛、咳嗽）的人亲密接触，每日数次洗手或使用免洗消毒液，并且避免在公众场合触碰自己的脸部。

胸痛
CHEST PAIN

胸痛可是开不得玩笑事。说真的，我们想把这个事说得轻松点，但是脑中一片空白。不相信？试试告诉一群医生你有压迫性的胸痛，几分钟后再跟他们说你在开玩笑。他们估计是笑不出来。

最主要的问题在于，胸痛有可能意味着心脏病发作，也就是说那一部分的心脏肌肉已经不能接收到足够的血流。因为心脏病发作可以迅速地导致毁灭性的后果，包括死亡，所以医生只要一看到这个诊断，就会感到崩溃。在大部分的急诊室里，有胸痛症状的病人必须在到达急诊室10分钟内接受观察。（严正警告：如果你嚷着"胸口痛"跑到队伍最前面，结果却只是脚指甲感染，也没人会笑得出来。）

如果感到胸口痛，但还没瘫倒在救护车里，那么恭喜你，大部分时候只是因为胀气或者肌肉拉伤。但是如何才能知道病情会怎样发展呢？你需要进行紧急的心脏手术还是只需要抗酸剂呢？

吃下定心丸

你扭到了胸部，现在转身或者抬手的时候都有比较尖锐的胸口痛。也许昨天刚刚决定抛下办公室的工作，搞搞比较专业的锻炼；又或者看棒球赛的时候，用肋骨接到了一个界外球。不管怎样，如果痛感在你试图控制胸部肌肉时更加明显，那很有可能是肌肉酸痛甚至肋骨骨折。只要这种疼痛不是伤残级别的，咬咬牙敷点冰袋，配合布洛芬/艾德维尔/美林。如果非常严重地撞击了胸部，并有呼吸短促或多根肋骨上方有痛感，请去医生处问诊。

每当深呼吸时，胸部会有一个地方有尖锐的疼痛。最可能的解释是肋骨之间的肌肉被拉伤，从而导致了深呼吸和拉伸时的尖锐疼痛。这种痛感一般可以由布洛芬/艾德维尔/美林或者对乙酰氨基酚/泰诺缓解。注意，如果你同时还有发热、寒颤以及咳嗽的症状，可能是肺部感染，也就是肺炎。感染的部位使与之相连的胸部区域也发炎了，导致深呼吸时产生疼痛。如果有肺炎，一定要当天挂号求医。

你的胸部疼痛只持续了几秒，就再也没回来。真正值得恐惧的胸口痛，通常都不会害羞地来一下就走。如果只是短短一下（持续时间1分钟内）感觉不舒服，可能只是岔气或者短暂的肌肉痉挛。你可以放心等等看，再自行观察一下。

你本来就经常咳嗽，现在咳嗽时有尖锐的胸痛。反复、频繁地咳嗽会拉伤胸部的肌肉，也会刺激连接嘴部和肺部的呼吸道，两者都能导致咳嗽时尖锐的胸痛。万幸的是，都不是什么大事儿。但是咳嗽本身，可能是一个值得去看医生的理由（查阅95页）。

挂号求医

极度疲劳的时候就会发生胸痛，休息后缓解。负责输送血液来支撑心脏肌肉的静脉可能有一些堵塞，也被称为斑块。其结果就是当过度劳累需要额外的血液时，心脏得不到足够的血液。然而当心脏缓和放松下来时，所需的血液就足够了，疼痛也得以缓解。尽快去医生处报到，你可能需要做压力测试，就是在跑步机上运动时检测心脏情况。如果痛感变得频繁，或者休息及轻微劳作时也会发生，请去急诊。

你有尖锐的胸口痛，在身体向前倾时加剧，但是其他时候没有不适。可能是心脏周边内层部位有发炎症状，也就是心包炎。并发症可能包括心脏附近积液，导致正常的泵血周期受到影响。心包炎也许是一个独立的问题，也许伴随或紧随着严重的感冒发热，或者也可能是某种严重疾病的征兆，例如狼疮。请尽快就医，如果同时感到头昏眼花或者呼吸极度短促，应直奔急诊。

在进食后或躺下时有灼烧式的胸痛，同时嘴里有股酸味。你可能是胃酸反流，即胃里的消化液反到了嘴里。连接嘴部和胃部的食管可不怎么喜欢被胃酸浇灌的感觉，于是用疼痛来反馈它的不适。如果一杯水下去疼痛缓解了，那基本就是确诊的标志（因为水把涌上来的胃酸冲回胃里了）。试试服用抗酸剂来中和胃酸，例如解胃酸咀嚼钙片或罗雷兹。如果不管用，再试一下雷尼替丁/善胃得或者奥美拉唑/洛赛克，它们可以阻止胃部产生胃酸。如果问题（或对于药物的依赖）持续2周以上，则应该去看医生。

直奔急诊

你有严重的、连贯的、压迫式的胸口痛，持续了好几分钟也未见好转。这可能是心脏病发作了，当其中一根给心脏肌肉输送血液的静脉发生堵塞时，就会出现这种情况。受影响的心脏组成部分产生了严重的疼痛，作为求救信号。很多人的疼痛都会一路影响到一边或两边手臂，并伴随呼吸短促。如果不马上接受紧急救治，可能导致死亡。在心脏的挣扎过程中，可能会产生危险的心律失常（不正常的心跳节奏）现象，也能导致死亡。总而言之，赶紧叫救护车。

你有突发的、严重的、持续的尖锐胸痛，而且身高比较高并有高血压史。这可能是主动脉壁有分离（也叫剥离）症状，主动脉是指从心脏接受血液的大血管。这种痛感一般被形容为灼烧式的、刀割似的，可以说是不可思议的剧烈疼痛。（一种常见的说法是，心脏病发作的人害怕他们会死，而主动脉剥离的人害怕他们死不了。）主动脉剥离需要CT扫描或者超声来确诊。导致主动脉剥离的高危因素包括一些会弱化血管壁的形成条件（例如马方综合征，会导致个子高、手指长），以及疏于控制的长期高血压史。主动脉剥离未得到治疗的时间越长，死亡的概率就越大。立刻、马上叫救护车！

你同时还有呼吸短促的症状。胸痛和呼吸短促这对不受待见的组合，可能导致心脏病发作、心脏积液、肺部血块、严重的哮喘发作或者肺炎——以上所有均需要马上前往急诊。

尖锐的胸痛并伴随发热和咳嗽。你可能是得了肺炎，也就是肺部感染。建议排一个当天的号去看医生。如果当天没号了，或者你觉得头昏眼花或呼吸极度短促，直接奔急诊。

心跳过快或者不规律

FAST OR IRREGULAR

HEARTBEAT

在正常的情况下，你只会在健身房挥汗如雨的时候、鬼屋探险的时候或者梦想破灭闭上绝望双眼的时候，感觉得到心跳。如果只是坐在那儿什么也没干，就能感觉到心跳加速、节拍不对或者直冲胸膛，那你八成有麻烦了。如果同时也觉得头昏眼花或伴有胸痛，那十成有麻烦了，因为你的心脏为了有效供血跳得太快了。（请立刻躺下并呼救。）

形容这种过快或不规律心跳的医学术语叫作心悸。如果发生心悸但还没昏过去，不妨测一下自己的脉搏（心率）。首先，准备好一个计时器或者闹钟。然后，将右手食指和中指放在左手腕内侧，大约大拇指根部下方2.5厘米的位置。（如果愿意，也可以换手。）最后，数一下15秒内的脉搏次数，再乘以四。这就是你的每分钟脉搏跳动次数。

休息状态下的正常心率应该在每分钟60到100次之间，如果比较年轻健康的人，可能会在50多次的样子。（如果是受过耐力训练的运动员，可能会在30次甚至40多次。）在运动或强烈的情绪反应下（例如受惊吓——嘿！），你的心率也不应该高于200减去你的年龄。在无论什么情况下，你的心跳都应该是规律的，但是偶尔多跳或者漏跳一拍也没大问题。

那么胸口噼噼啪啪的下雨声是陷入爱情的征兆吗？只是意味着你极度紧张？还是你的心脏在呼叫紧急救治？

吃下定心丸

你带着4杯超大杯咖啡去上班——但不是为了分享。咖啡因会刺激心脏的频率，增加心跳，也有可能让它多跳几次。如果过量的咖啡因可以叫醒你，但是带来了长达5小时的痛苦，试试其他对抗疲劳的方法……例如，多睡一会儿！（查阅21页获取一些小贴士。）

你一直在服用阿德拉，来帮助自己聚焦在工作或学业上。阿德拉及利他林这一类的安非他命药物可以增强集中力和注意力，但是也会刺激心跳的节奏。非法的安非他命例如结晶甲基苯丙胺和二亚甲基双氧苯丙胺（更广为人知的名字是摇头丸），以及其他刺激源例如可卡因，都有相同的效果。如果医生开了安非他命来治疗注意力障碍，但你产生了频繁且不适的心悸现象，请咨询换药事宜。如果是从不正规的渠道获得这些药物的，例如你的大学室友，那么解决方案应该很明显了吧。如果你需要帮助来戒掉这些药物，尽管向医生求助。只要没有对他人利益或自己生命表现出直接的危险性，医生会遵守医患协定对你的问题保密。

你的体内有两个心脏。怀孕期间感觉心跳加速是正常的。尽管宝宝显然有他或她自己的小心脏，但你的心脏在干着所有的脏活累活。怀孕期间，你的心脏负责给胎盘供血，让后者可以给宝宝提供食物、水和氧气。（现如今这社会，这种绝对依赖的状态可能持续到子女的30岁生日以后哟。）为了支撑你及体内的小乘客，心脏会扩张并且跳得更快、更厉害。但是，如果你经常觉得漏跳或者多跳了几拍，或者心跳持续性地每分钟超过100次，请咨询你的产科医生。

曾服用过β受体阻滞剂（例如美托洛尔/美托洛尔片或者阿替洛尔/天诺敏），但是医生最近给你停药了。β受体阻滞剂会通过拦截心脏节律中心里的受体，来降低心率。时间一长，细胞会长出新的受体来降低药物的影响，有时候会使得增加剂量成为必要选择。在停药之后，这些多余的受体会导致心脏容易受刺激。最好是可以在停药前逐步降低剂量，给你的心脏一点适应时间。

正在服用感冒或者流感药物。很多常见的非处方感冒和流感药物都含有刺激源，例如伪麻黄碱或苯肾上腺素，它们会收缩血管来减少黏液的产生。不幸的是，也可能刺激你的心脏，导致心悸以及血压上升。这些情况会在停药的同时消失。顺便一说，伪麻黄碱因为可以用来生产结晶甲基苯丙胺而闻名。因此，很多地方都会要求出示驾照一类的身份证明才能购买感冒或流感药物，因为伪麻黄碱的销售是受管制的。（怪就怪《绝命毒师》里的老白吧……）

你有哮喘。很多哮喘和慢性阻塞性肺病的吸入器都含有一种叫乙型作用剂的化学制品，它会刺激心脏，从而导致心悸。如果症状十分不适，请咨询医生关于换吸入器的事宜。

挂号求医

经常觉得心脏漏跳或者多跳几拍。大部分时候，多跳几拍（哪怕很频繁）也没什么大问题。如果一天只发生1—2次，就大可放心。

如果一整天都觉心悸，可能也没什么大问题，但是应该找医生做一些检查。首先，你需要做心电图（也被称为ECG或者EKG），胸部会贴上贴片来捕捉心脏的电信号。其次，需要做超声波（也被称为超声波心动图），确保心脏的结构和功能是正常的。最后，需要做血液测试，来检查是否有不正常水平的电解液，例如钙和镁。

如果这些检查都正常，那应该没什么需要担心的了。要是心悸还是经常出现，医生可能会给你做一个动态心电图（基本上就是需要穿戴24小时或以上的心电图）。如果结果表示多跳几拍的现象是真的真的非常频繁（每天成千上万），你需要做一种叫作消融的手术来去掉源头。

另一种心脏多跳几拍、且需要治疗的情况，是当其引起疼痛或不适的时候。有时候我们只是需要多睡一会儿，减少咖啡因摄入，或者停止为了无关紧要的事情紧张（你懂的，都说是无关紧要的事了）。如果还是有不适的心悸现象，医生可能会开 β 受体阻滞剂来帮助放缓心跳。

经常发生心脏急速跳动并持续几秒的情况。你需要做以下检查。首先要做的检查一般就是心电图，来确认心脏节律；做超声波心动图，确认心脏结构和功能；做血液检查，确认你的电解液没出问题。可能还需要做动态心电图，来捕捉并识别导致心悸的心跳节奏。（查阅上文来了解这些检查。）根据结果，医生可能会开一些药来干预异常心律，或者建议消融术来清除引发症状的心脏细胞。

你一直大量地饮酒。每年圣诞节前后，我们都会接诊喝了太多蛋奶酒而导致心悸的患者。由于这种关联现象实在太常见，我们将其戏称为节日心脏。（震惊，竟然没跟玛丽亚·凯莉的专辑同名。）[1]
你得去找医生检查一下心律，看看有没有其他导致心悸的原因，一般来说，心律会在你醒酒之后恢复正常。不过请注意，过量饮酒还能导致一种更严重的疾病叫心肌病，也就是心脏肌肉变得羸弱。适量小酌是可以的，但是最好一天不要超过2份酒精。

你总是觉得热，最近体重也减轻了，并且感觉自己摇摇晃晃的。尽管可能不介意体重减轻，但你应该去检查一下是不是甲状腺亢进。甲状腺是脖子前方一个很黏糊的器官，帮助调节你的新陈代谢。但是如果它过分努力地工作，那你可能会发生震颤、腹泻、体重降低以及不耐热（总是打开窗户或者调低空调）。你的心脏也会变得很兴奋，以至于心律异常。医生为了找出甲状腺亢进的原因，一般会做一系列的血液测试以及超声检测。如果你在服用甲状腺补充剂，那可能是剂量太高了。

你有中风（卒中）史。如果发生心悸，并曾经出现卒中，那你可能是在经历一种叫心房颤动的心脏节律。这种节律会导致中风（卒中），忽视的话可能还会继续中风（卒中）。心房颤动，意味着心脏顶部的心室（心房，负责贮血）进入了一种快速且不规律的节奏，导致它们的律动与下面的部分（心室，负责泵血）不同步。尽管血液还是能强制进入心室（这是好事，不然你就马上死了），有些留在心房太久的血液，形成血块。如果血块落入了左心室，就会被泵进大脑，堵塞正常的血流，导致中风（卒中）。很多心房颤动的病

---

[1]　每年圣诞节前后，美国大街小巷都会播放玛丽亚·凯莉的圣诞专辑——译者注。

人需要稀释血液的药物来降低形成血块的风险。其他药物，例如β受体阻滞剂和钙通道阻滞剂，也可以帮助降低心率。

你感到非常恐慌，仿佛全世界都在包围迫近。这可能是恐慌发作，会导致心悸和一种毁灭性的感觉。如果经常发生，你可能得了恐慌障碍综合征，医生会把你转介给精神病学家，来探索治疗以及药物方面的选择。

你装有心脏起搏器。如果体内有起搏器，那么你的心脏显然是不正常的，当初让你装上起搏器的症状可能还存在着，并会引起心悸。但是，如果心脏多跳几次的情况，伴随着颈部很大的反应，那么起搏器就可能是元凶。请让你的心脏专科医生来检查。

每当精疲力尽时，会发生心悸以及/或者胸痛。你可能是冠状动脉有堵塞，前者负责为心脏肌肉提供血液。这些堵塞在力竭时将导致更大的问题，因为此时心脏肌肉会需要更多血液。心脏的任何部分，没得到足够血液的话就会产生疼痛，并有可能工作异常，从而引起多跳节拍或者不正常的心律。建议立刻就医，做一个压力测试（检查你在运动时的心脏功能）。如果胸痛现象频繁发生或者没有力竭的时候也会发生，请直奔急诊科。

直奔急诊

你有心悸并感到头昏眼花，或者晕过去了。因为心脏需要给身体其他器官泵血，所以它需要足够的时间来填满血液以正常地泵出血液。如果心脏跳得非常非常快，那它可能没有足够的时间来完成这个周期，以至于产出量大幅减少。如果心脏的泵出量减少，血压也随之降低，你就会感到头昏眼花，甚至有可能晕倒。低血压能够导致永久性的器官损伤，所以务必立刻叫救护车，你可能需要电击来重启心脏节律，并帮助血压恢复正常。

你的心悸导致了胸痛。如上所述，冠状动脉里的堵塞可能会剥夺心脏所需的部分血液，导致疼痛，并引发异常的心律。不幸的是，这种节律可能变得过于快速和混乱，以至于损伤心脏的泵血功能。到了这个份上，你已经进入了一个恶性循环，因为泵入冠状动脉的血液变得越来越少，进一步剥夺了心脏的血液，导致更加异常的心律。如果不能尽快获得帮助，你的心脏可能会不工作了。

心跳缓慢

如上所述，正常的心率应该是每分钟60—100次，但是运动员的静态心率可能在40或30次左右。如果你的心跳很慢，只要感觉良好且血压正常，那就没什么问题。

但是，如果你的脉搏比较慢（低于50次）且感觉头昏眼花，仿佛马上就要晕倒，那么缓慢的心跳很可能就在降低你的血压。应该马上躺下来，以免伤到自己，并呼叫救护车。如果现在没有觉得头昏眼花，但是确实心跳很慢，并且有晕倒的历史（或者觉得自己接近晕倒），你的心率可能是主要原因。请去医院，医生可能会建议用心脏监护器。

心跳缓慢常见的固定原因，包括药物副作用、莱姆病、结节病（一种自体免疫疾病）、血液中钾含量异常以及脑部疾病。导致心跳缓慢的药物包括β受体阻滞剂（美托洛尔/美托洛尔片，阿替洛尔，卡维地洛/卡维地洛片）以及钙通道阻滞剂（戊酸丙胺，地尔硫䓬/恬尔心）。如果你确实在服用这些药物，并感觉眩晕，那说明服用的剂量可能太高了（或者你失误多服用了一片）。

　　如果医生无法找到确定的原因，可能会建议装上起搏器。这种设备会监测你的心率，并且在低于或高于某个范围的时候就会自行启动。通过定期给心脏发送短暂的、刺激性的电脉冲，起搏器会确保你的脉搏永不低于某个水平。起搏器差不多是一个硬币大小，植入到锁骨下方的皮肤里。

呼吸短促
SHORTNESS OF BREATH

首先，如果气儿都喘不上了，请你立刻放下这本书，去叫救护车。（但如果是在书店里，记得先买个单再叫救护车。开玩笑啦。）要是并没有觉得死亡在迫近，只是感到这几天或几周有点呼吸短促，接着往下读。

你也应该清楚，空气是很重要的。除非是受过训练的潜水员或者大卫·布莱恩[1]，我们的身体离开氧气就无法支撑2分钟以上。（憋气的世界纪录是24分钟，但我们强烈建议大家考虑一下别的业余爱好。）

每当吸入空气时，肺部会充满氧气。当氧气穿过肺部的时候，血液会把它们收集起来。随后，心脏再把这些富含氧气的血液泵到身体的角角落落。

如果这个过程的任何一个环节崩溃了，就会发生呼吸短促：比如空气没进入肺部，肺部没有输送氧气给血液细胞，身体没有足够的血液细胞来运载氧气，或者心脏没有有效地泵血。

所以要是感觉到了新出现的、突发的呼吸短促，应该立刻去看

---

[1] 知名魔术师——译者注。

医生。但如果是逐渐变得越来越喘不上气儿，你可能会感到奇怪，是自己没保持好体形吗？老了？还是有医学上的问题了？是该坐到电扇面前以便呼吸到更多空气呢？办张健身房会员卡呢？还是借用你侄子的吸入器呢（拜托不要）？或者去医院检查呢？

吃下定心丸

你最近开始积极锻炼，结果比自己预期的更容易气喘吁吁。你在椭圆机上就不行了，而朋友甚至还来得及流下一滴汗？如果以前就是个肥宅，运动可能会比你想象的更难。我们为你动起来的努力鼓掌，但你可能已经有些"失调"（身体走形的医学用语，用这个跟别人解释你跟不上的原因，可能听起来会好很多）了。但只要呼吸频率不是越来越糟糕，并且没有发生这一章下文中的任何症状，那么保持每天多努力一点就行了。用不了多久，你就会拥有六块腹肌藏在衣服底下，而不是冰箱里。

挂号求医

仅仅是爬楼梯或者走上坡路就会让你容易气喘，但休息时完全感觉良好。力竭时发生呼吸短促最常见的原因是血红细胞数量低，也就是贫血。当你的身体红细胞不足时，心脏就难以传送足够的氧气给肌肉和其他器官。贫血通常是因为流血，有时候也可能是身体造血不足或者错误地销毁了红细胞。对于女性而言，最常见的贫血原因就是连续几个月月经流量都较大（查阅165—170页）。在老年人群中，一个比较致命的可能性是结肠癌。一个肿瘤可以缓慢地流血数周甚至数个月，但是却没有改变粪便的外观。大部分贫血原因不明的成年人都应该去做结肠镜检查，这个过程是把镜头塞进结肠来寻找肿瘤或其他出血点。其他导致呼吸短促并在力竭时恶化的原因，还包括肺部疾病和心脏疾病。医生可以用胸部X射线、心脏超声甚至是压力测试来确认病因。

同时伴有发热和咳嗽。你可能是得了肺炎，这是一种会导致一侧或两侧的肺部都塞满痰和脓的感染，以至于会阻挡血液收集氧气，有些人在深呼吸时也能感受到尖锐的疼痛。医生可以通过血液测试和胸部X射线来确诊。如果无法排到当天的号，或者你感觉特别虚弱和头昏眼花，直接去急诊吧。要是真的患上了肺炎，则需要连续几周服用抗生素来进行治疗。

腿部变得特别粗以及水肿。如果腿部看起来有些肿胀，并且很容易被袜子口勒出痕迹，那你的身体可能是积液过多。这种积液也可能冲到肺部，并干预氧气从空气到血液的正常过程。最大的病因是心脏衰竭（没有有效泵血，所以积液回流到了各个地方）以及肾脏疾病（无法以尿液形式排出多余的积液）。医生会给你做血液测试和心脏超声来检查。具体请查阅241页。

躺下的时候会感觉呼吸特别短促，所以你靠着几个叠着的枕头睡觉把自己抬起来一点儿。又或者你发现自己在椅子上入睡了，因为躺平之后怎么睡都不舒服。不论哪种情况，都可能是心脏衰竭。心脏没有足够的动力来把血液推出去，当你躺下时，突然冲上来的血液使情况变得更糟了。血液回流到了肺部，最终导致了呼吸短促。请找医生进行包括心脏超声在内的紧急检查，如果呼吸特别困难，应该直接去急诊。

有时候，你的呼吸声听上去仿佛是通过一个狗哨呼吸的。如果发现自己偶尔会喘息，可能是有哮喘或慢性阻塞性肺病。这两种病都会让嘴部和肺部之间的呼吸道部分萎陷，使得空气很难进出。当空气冲进这个变窄的通道时，就会发出一种高调的喘息声。一般的治疗方法是吸入药物来扩张通道。如果你已经喘息了超过15分钟，而且接不上气儿，请直奔急诊。

你已经咳嗽了好几个星期。呼吸短促和长期咳嗽常见的原因，就是慢性阻塞性肺病，这种病经常会发生在老烟枪们身上。如上文所述，有时候也会导致喘息。其他有可能的原因包括慢性感染，例如结核病，可能引发连续几周渐进式的症状；哮喘，类似慢性阻塞性肺病，但在年轻人以及没有抽烟史的人群中更常见；肺癌，可能刺激呼吸道并部分挡住气流。医生大概率会通过X射线以及/或者CT来给你扫描肺部。

你还以为4个肺会比2个好。把呼吸短促加入孕妇那一长串的症状清单吧。变化的激素水平会刺激脑部的呼吸中心，导致轻微呼吸短促的感受。此外，生长中的胎儿也可能真的会使肺部无法得到完全的舒张。只要呼吸短促没有让你感到虚弱，也没有突然恶化，产检的时候跟医生提一提就行了。

突然觉得全世界都在迫近。你可能是正在经历恐慌发作，这种病可以导致突发的强烈恐惧、呼吸短促、心跳加速、流汗以及毁灭的感觉。心理治疗与药物相结合也许可以预防更频繁的发作。

直奔急诊

喘得停不下来，完全接不上气儿。你可能是哮喘或者慢性阻塞性肺病发作，哪怕以前没有过这些病史。在这两种情况下，连接嘴部和肺部的呼吸道会十分危险地收窄，空气挤进来时会发出高调的声音。另一种同样危险的潜在疾病是心脏病，会导致你的肺部被积液所淹没，呼吸道肿胀并变窄，产生喘息声。所有的这些病症如果不及时处理都是致命的，所以立刻叫救护车（而不是网约车）吧。

同时伴有胸痛和/或如同急速撞击一般的心跳。你可能是心脏病发作，当心脏肌肉无法得到充足的血液或者心律急速且异常时就会发生这种情况。随着心脏开始挣扎，体液会回流到肺部，导致呼吸问题。也有可能是其中一边肺部萎陷了。一般来说，肺部周围是真空的，使肺部可以很容易扩张。如果真空被打破了（比如有人拿根矛刺入了你的胸口），那么肺部就会塌陷萎缩成一个小肿块。肺部萎陷也可能无原因地随机发生在高挑消瘦的年轻人群（我们不是其中一员可太好了）、抽烟者以及肺病患者中。

全身长满了红斑状的疹子。你吃了些什么？这可能是一种严重的过敏反应，叫全身性过敏反应。气管会开始肿胀，导致喘息和呼吸短促。其他症状可能包括恶心和毁灭的感觉（仔细想想也是很正常）。去急诊进行肾上腺素注射来扩张气管，并服用抗过敏的药物。如果感到呼吸短促，并且听不到救护车的警笛声，可以（注意，这是最后一根稻草了）向随身携带了肾上腺素注射笔的路人求救，让他们赶紧扎你。

最近刚刚出过远门，或者有条腿上打了石膏。你可能是肺部有血块，挡住了正常的血流。这种病叫作肺栓塞，通常是当腿部血管形成血块并流动到了肺部时导致的。腿部血块在腿部无法移动的人群中经常发生，不管是因为你打了石膏，还是在拥挤的座位里飞了远程。抽烟、避孕药以及癌症也会增加形成血块的风险。呼吸短促一般是在几小时甚至几天后发生的，有些人也会经历胸痛。其治疗方式一般是紧急注入血液稀释剂。

你有糖尿病，而且血糖非常高。这可能有一种糖尿病的并发症，叫作糖尿病酮症酸中毒，或者DKA，这种病会在胰岛素水平过低时发生。没有胰岛素，你的身体无法使用血液中的糖，转而去寻找替代的能量来源。这些来源会产生酸，只有快速呼吸才能清除。其他症状还包括疲劳和腹痛。你需要静脉输液，并且在严格监控下进行紧急胰岛素注射。

你患有癌症。对于癌症病人来说，有很多种呼吸短促的原因，不幸的是大部分都很危急。首先，癌症增加了形成血块的风险，血块可以流动到肺部并阻碍正常的血流。其次，化疗药物可能捣乱免疫系统，使你更容易患上肺部感染。再次，癌症可能扩散到肺部，要么阻碍空气流动（如果肿瘤压迫了气管），要么引起体液堆积。最后，癌症还可能导致体液泄漏到心脏周边，让其难以泵血。

咳嗽
COUGH

你就是在电影院里咳得昏天黑地的人吗？就是那个听上去好像很快要把左肺发射到爆米花桶里的人？是不是每个邻座都向你投来了嫌弃的目光，并且更换了座位？

咳嗽是为了保持气管和喉咙没有灰尘和其他空气传播的垃圾，从而形成的条件反射。颗粒、化学物质甚至强烈的气味都会触发咳嗽受体，产生咳嗽的反应。这些受体不仅存在于喉咙和气管里，也会在你的食管（连接嘴部和胃部的管道）、胃部、隔膜甚至是耳道里。（有没有在挖耳屎的时候咳嗽过？）

咳嗽可以是急性的（持续数周）或是慢性的（持续更久，逐渐把你和身边的人逼疯），既可能是干咳（没咳出东西），也可能是带黏液的。

所以如果你发生了令人不悦的咳嗽症状，到底应该等它自愈还是直奔最近的结核病病房呢？

吃下定心丸

同时伴有头痛、喉咙痛以及鼻涕的症状。想想就神奇，我们现在可以移植心脏、可以把人送上月球（甚至有可能把一个移植过心脏的人送上月球），但是还是无法阻止最常见的感冒。一旦感冒上头了，就会产生黏稠的黏液，刺激气管并导致咳嗽。止痛片（例如对乙酰氨基酚/泰诺），减充血剂（伪麻黄碱/速达菲）以及咳嗽抑制药物都能帮上忙。如果你高热不退，并开始咳出浓稠或绿色的痰，请咨询医生，因为这可能意味着肺部感染。

最近感冒过，或者有比较严重的过敏。在感冒的其他症状已经得到缓解后，喉咙里面一点一滴残留的黏液都会让你继续咳嗽。这种症状叫作鼻液倒流或者上呼吸道咳嗽综合征，非常常见，也可能由于季节性过敏而引发，其他症状包括鼻涕以及频繁清喉咙。（有没有人总觉得你可能是需要大家的关注？）试试非处方的类固醇鼻喷剂，例如氟替卡松/辅舒良或者去炎松/曲安奈德，也可以同时服用如氯雷他定/开瑞坦和西替利嗪/仙特明一类的抗组胺药物。如果这些都不管用，再加上非处方的减充血剂例如苯肾上腺素，或者它更厉害的表亲伪麻黄碱。（趣味小知识：伪麻黄碱可被用来制作冰毒，所以你需要出示身份证明才能购买。）如果这些统统不管用，咳嗽还在继续，请就其他选择去咨询医生。

你的咳嗽伴随着胃灼热，或嘴里有酸味，或晚上躺下时恶化。另一类常见的咳嗽病因是酸反流性疾病，即胃酸反上来，到了嘴里，有时候酸反流甚至会导致不带胃灼热的咳嗽（但是伴随胃灼热还是比较常见一些）。反流会在躺平时进一步恶化，因为当你的喉咙和胃部在同一水平线时，酸可以更自由地流动。如果认为自己有反流现象，应该避免食用辛辣的食物，降低酒精摄入，并且绝对戒掉抽任何吸烟的习惯。另一招是在睡觉时多垫几个枕头，或者垫几本书来加高床头，这样地心引力就会把酸降下来。如果这些方法都不管用，可以服用一些抗酸药来缓解。有很多能减少酸产生的非处方药可供选择，例如雷尼替丁/善胃得和奥美拉唑/洛赛克。如果你的症状依然持续，或者依赖药物的时间超过了好几周，则应该咨询医生。

你抽烟。别表现得好像多意外似的！现在好好想想，要是戒了烟，你会感觉多好，得省多少钱。如果配合使用尼古丁产品，例如贴片和口香糖，戒烟成功的概率也会高很多。也可以同时搭配处方药，例如伐尼克兰。如果戒烟之后咳嗽仍然持续，则应该去看医生，做一些肺部检查。如果你的咳嗽是新发生的，或者突然恶化了，可能是感染或者癌症的征兆，你应该尽快进行检查。

挂号求医

最近刚开始服用某种药物。血管紧张素转换酶抑制剂，一种非常常见的心脏药物，会导致慢性的干咳，概率大概是1/10。（如果你的药物名是以"普利"结尾的，那么大概率就是血管紧张素转换酶抑制剂。）另一种叫 β 受体阻滞剂的心脏药物，也可能导致咳嗽和喘息。（如果你的药物名是以"洛尔"结尾的，那么大概率就是 β 受体阻滞剂。）如果正在服用以上任意一种药物，咳嗽又赖着不走，请跟你的医生谈谈，但不要擅自停药。

你同时还有呼吸短促和喘息的现象。哮喘是成年人和儿童中最常见的咳嗽病因。另一种相似的病症叫慢性阻塞性肺病，也会引起老年人群的咳嗽和喘息症状，尤其是抽烟人群。医生可以通过检查来确诊，如果呼吸短促的症状很严重（在自己家里移动都觉得很喘），你需要去急诊。

已经连续好几天发热。呼吸道和肺部的感染，一般都会导致咳嗽。尽管多数感染是病毒导致的，不需要抗生素，但如果高热持续了2—3天且没有普通感冒的症状，例如咽喉痛和流鼻涕，你也有可能是遭受了细菌性的肺部感染（肺炎）。请尽快就医，医生可能会给你做胸部X射线。哪怕在感染痊愈后，咳嗽仍有可能持续好几天，让亲朋好友感到烦躁。

有发热、盗汗以及计划外的体重减轻现象。你有可能得了结核病，特别是当你住在大城市，或者近期去过美国以外的地方旅游的话。这种病可以治疗，但是极易传染，你肯定不希望自己成为那个把结核传播给每个人的朋友，所以尽快就医吧。

本来就有心脏、肝脏或肾脏疾病。这些部位的疾病都可能导致身体积液过多，最终涌向肺部并引起持续的咳嗽。其他可见的症状包括腿部水肿，如果不用几个枕头垫起身体就无法在床上舒服地呼吸。（就像胃酸一样，如果保持坐直并利用好地心引力，液体就会无法接近你的胸部。）医生可能会开利尿剂来帮助你排出这些多余的液体。如果呼吸极度短促，请去急诊寻求紧急治疗。

你的鼾声仿佛一头熊发出的声音。睡眠呼吸暂停综合征是一种常见的疾病，意味着喉咙会规律性地在夜间闭合，导致巨大的鼾声，并影响正常的呼吸。睡眠呼吸暂停综合征可以引发很多健康问题，包括呼吸道受刺激所导致的慢性咳嗽。如果晚上鼾声非常大，并且醒来时觉得很疲劳，可以跟医生谈谈关于做睡眠检查的事宜。如果确诊了睡眠呼吸暂停综合征，你可能需要在晚上戴一个帮助空气吸进肺部的口罩来睡觉。对于很多人而言，只要减轻体重就可以缓解睡眠呼吸暂停综合征。

　　连续四周以上咳嗽不断恶化。你需要去检查，可能要做X射线来确保没有慢性感染或其他更糟糕的问题，例如癌症。

直奔急诊

　　出现了咳血或者痰中带血的情况。这显然不是什么好兆头。最好的情况是因为你咳得太厉害，呼吸道里的小血管爆裂了，只要出血量比较小，就没什么大问题。但是更糟糕的可能性，则包括感染、肺部血块和肺癌。

　　有胸痛以及/或者严重的呼吸短促症状。心脏病发作和急性的心脏衰竭，都可能在短时间内让肺部被积液淹没，导致呼吸短促和咳嗽。你也有可能是非常严重的肺部感染，请务必以最快速度赶到急诊。

背痛
BACK PAIN

特约编辑：

陈艾伦（医学博士、公共卫生学硕士、美国物理医学和康复学会会员）

ALLEN CHEN, M.D., M.P.H., F.A.A.P.M.R.

只要你是人类，就拥有脊椎骨。如果有脊椎骨，那八成会很熟悉背痛的感觉。

脊柱是指一叠被称为脊椎的骨头，被韧带和肌肉支撑在一起。脊椎之间是黏软的椎间盘，起到连接的功能。脊柱被分为颈椎（脖子）、胸椎（胸部）、腰椎（腹部）以及骶骨（骨盆）这几个区域。脊髓，是一根粗厚的神经群，从脑部开始直达脊椎中间，把神经分配到手臂、腿部以及体内器官。

对于人类而言，脊柱是用来让我们直立行走，并完成各种复杂而扭曲的动作的。你有见过能表演出神入化体操动作的狗吗？或者能跳嘻哈舞蹈动作的猫？（如果真的见过，请立即联系我们。）

直立行走最大的缺点，就是脊柱底部要承担大部分的重量。如果身体总是在负担着额外的重量（要么是因为工作，要么是因为腰上的救生圈），你的背部就会受到冲击。有时候，脊椎之间的连接物会被挤出来（突出），然后压迫神经，并导致疼痛。还有些时候，退变的椎骨连结或者异变的脊椎堆叠方式，会压缩伸出到脊柱的神经（叫作椎管狭窄），也会导致疼痛。到了一定的阶段，每个人都会有某种程度的椎骨连结退变，有时候（但并非所有时候）会引发疼痛。

哪怕你苗条、年轻并且身体很好，也有可能会拉伤背部，导致好几天都没啥行动能力。也有可能感觉到由某个器官引起的腰背痛，例如肾脏。所以，如果你的背部开始酸痛，到底应该掏出私房钱预订一次深度按摩呢？还是找出车库里的胶合板用来垫着睡觉呢？还是致电你的医生，来一次肌肉放松？MRI扫描？或者背部手术呢？

吃下定心丸

腰背时不时有些疼痛，持续不足一个月，但并没有显著地影响生活。你可能只是肌肉拉伤，一般几天内就会好转，一个月内就会痊愈。避免提举重物或其他可能带来压力的东西，但不要卧床不动（也不要睡在板子上）。事实上，卧床休息一般会导致疼痛周期延长。如果负担得起，就去做一次按摩，也许能帮助你拉伸肌肉。也可以洗较长时间的热水澡，或者使用暖宝宝来放松肌肉。如果还是感觉很糟糕，试试非处方的止痛药（查阅112页的"便捷参考"）。如果你仍然感觉不好，应该去看医生。

挂号求医

你有长期的（数月至数年）腰背痛，只要好好休息就可以缓解。这种疼痛可能意味着你腰椎的崩溃。大多数老年人，尤其是超重的人群，随着椎间盘变薄将经历关节的磨损。医生应该会通过身体检查来确认是否有其他导致疼痛的原因。试着尽可能多运动，以保持肌肉强壮、稳定腰背部。理疗专家可以评估你的症状，并推荐具体的锻炼和拉伸动作。接受数次由理疗师或脊椎按摩师操作的针刺疗法或者脊柱推拿，也可能会有所帮助。应避免长期服药，因为副作用比较多，但是短期内可以借用药物帮助（详见112页的"便捷参考"）。

手臂或腿部有逐渐恶化（经过数天至数周时间）的疼痛、麻木以及/或者虚弱症状。可能是通向手臂或腿部的神经受到了压迫，它们是通过脊椎间的小空隙一路延伸出脊柱的，这种情况一般会在椎间盘错位（并且"啪嗒"一下压上了神经）或者脊椎脱离队列的时候发生，典型的症状包括一侧或两侧发生刺痛、疼痛和/或麻木。当连接腿部的神经被感染时，就被称为坐骨神经痛。只要症状没有急速恶化（在数小时到数日内），就算不上紧急情况。医生会进行身体检查，也有可能给你的背部做MRI。然后就能看出到底是突出的椎间盘导致了神经压迫，还是一种叫作椎管狭窄的病症，即神经周边因为退行性骨变化和椎间盘突出物而变得狭窄。面对这两种症状，首选的治疗方式都包括非处方止痛药（查阅112页的"便捷参考"）和理疗，以及时间。如果症状在用药的情况下还进一步恶化了，医生可能会给你的背部直接注射类固醇来减少神经周围的炎症。如果还不管用，就可能需要腰背手术来直接减少神经压迫。

你的痛症一般在晚上恶化，早上醒来时则会有腰背僵硬的现象，并随着一天时间过去逐渐缓解。腰背僵硬是非常常见的，潜在原因也有很多，包括床垫太差、前一晚用力过猛（大家都懂）以及脊柱小关节的退行性变化。大部分人经过几天到几周的时间都会好转，如果没有好转，应该去看医生。因为你可能是患有一种自体免疫性疾病，叫作强直性脊柱炎。这种病在年轻人中比较常见，一般在20—30多岁的时候发作。最主要的症状包括在晚间恶化的腰背部疼痛，以及早上腰背的极度僵硬，两种情况都可以通过运动来缓解。进一步的症状还包括脖子、臀部、踝关节以及眼睛疼痛，并伴随视力模糊。通过针对腰背部和臀部的X射线就可以确诊，你应该去看风湿病学专家，也可能会需要药物来抑制免疫系统。

背部一侧有灼烧的痛感。你应该是患上了带状疱疹。在童年克服了水痘之后，这种病毒并不会离开你的身体，反之会躲在体内，就像某种国际军阀一样。随着年龄增长、免疫系统开始懈怠，病毒就卷土重来，导致带状疱疹。服用免疫抑制性药物的人，可能会在更小的年龄经历带状疱疹。这种病会影响身体某一侧的一整片皮肤，所以腰背部很不幸地成为一块又大又鲜美的目标。带状疱疹会导致灼痛，并伴随簇集性小水疱，有时候疼痛会持续好几个月，可以使用非处方的止痛片（查阅112页的"便捷参考"）。在有些病例中，医生会开抗病毒药物（例如伐昔洛韦/维德思）。如果你超过50岁，应该考虑接种带状疱疹疫苗来帮助预防这些问题。

近期有计划外的体重减轻，或者有癌症史。你的脊柱里可能有肿瘤。这样的肿瘤有可能是从脊柱起步的，但更常见的情况是从其他地方扩散而来的，例如肺部、乳房、肾脏以及前列腺。肿瘤会损害脊椎，导致裂缝和疼痛，也可能会压缩脊髓或其分支，导致虚弱、失禁以及一系列其他问题。如果你有已知的癌症史或者很高的风险因素（例如从幼儿园开始就每天一包烟），应该进行紧急评估。医生很可能会对你的脊柱进行X射线和/或CT扫描。

你本来就患有骨质疏松症（或相关风险因素，例如年龄65岁以上，以及/或者长期服用类固醇药物），现在出现了突发的腰背痛。可能是某一根脊椎出现了裂缝，这样的裂缝既有可能在外伤后发生，例如摔倒，也有可能伴随着看似并不要紧的事情发生，例如用力咳嗽或提举重物。有一个报告甚至描述了一位有骨质疏松症的女士，在开车驶过减速带后脊柱多处发生破裂。医生一般会推荐非处方的止痛药（查阅112页的"便捷参考"），如果疼痛感十分强烈，药也不管用，你可能需要通过手术把黏接剂注射到破裂的脊柱上，来提升其高度和硬度（称为椎体成形术或椎体后凸成形术）。

　　生理期期间有很严重的腰背部疼痛。这种痛感多半是来自子宫或周边器官，而不是脊柱，两个最有可能的原因是子宫内膜异位和纤维瘤。在子宫内膜异位的情况中，一丛与子宫壁细胞既看着相似也表现类似的其他细胞，卡了子宫外面，也包括脊柱附近。到了生理期，这些多余的组织会肿胀流血，导致疼痛。而纤维瘤则是长在子宫壁上的非恶性肿瘤（意味着它们不会散播到身体其他地方），但会导致严重的疼痛和大量的经血。子宫内膜异位和纤维瘤都可以经由身体检查以及骨盆超声来确诊，治疗方式包括非处方的止痛药（查阅112页的"便捷参考"）、激素疗法以及（在某些病例中）手术去除。

直奔急诊

　　在腰背痛发生数小时到数天后，你的双腿变得孱弱，同时要么尿不出来，要么尿在裤子里。可能是长了肿瘤或者感染压迫到了脊髓，导致连接双腿和/或膀胱的神经机能发生障碍。你需要紧急评估，来避免永久性的瘫痪。

疼痛严重到无法下床。如果因为双腿无法挪动，以至于连床都下不了，那你很可能是脊髓受压，需要立刻去急诊，能多快就多快。如果双腿没问题，但是腰背痛严重影响了身体的正常运转，你可能没陷入那么大的麻烦，但还是需要帮助。可以服用止痛片（查阅112页的"便捷参考"），并等待1--2小时起效。然后，如果并没有感觉好转，则应该去急诊进行更详细的检查，并咨询进一步的治疗手段。

你同时还有发热或寒战的症状。这些症状可能意味着脊柱或脊柱周边的感染。最值得焦虑的位置是与脊髓相连的地方，这个位置的感染可能会压迫脊髓并导致永久性的神经损伤。医生会通过血液测试，也可能使用脊柱MRI来确诊。脊柱感染的治疗方式一般是服用几个星期的抗生素，如果感染靠近脊髓，则可能需要通过手术来抽干。这些症状的另一种解释（也是急诊级别的）是肾脏感染，可以导致发热和腰背部疼痛。如果总是感觉想要小便，则更有可能是这种类型的感染，其治疗方式也是抗生素。

你有很严重的腰背部和骨盆疼痛，有时还会引发痉挛。你可能是有肾结石，这些小石头在肾脏中形成，通常是因为脱水导致的，然后被冲到了连接膀胱的、非常狭窄的管道。这些石头与管道并不适配，所以会卡住，并导致痛苦的堵塞。每当这些管道想要排出石头，就会引发严重的疼痛，你可能也会在自己的小便中发现血。通过CT扫描或者超声可以确诊，治疗方式是静脉输液（以增加排尿，把石头一起冲出来）、止痛药物以及扩张那些石头卡住的管道的药物。如果石头太大难以自行排出，医生可能需要通过手术（使用超声波或激光）来击碎石头，以便排出。

你经历了车祸，或者其他严重的身体损伤。希望你没有在严重损伤发生时，试图跳过急诊环节。如果产生了一个或以上破裂的脊椎，就有可能导致内部器官的损伤，例如肾脏、肝脏或者脾脏。在情况无法挽回之前，赶紧去检查。

止痛药

　　止痛类药物经常被用于治疗腰背痛。但是，越来越多的医生和一般公众都了解到，这些药物有很多副作用，尤其是在连续服用数月到数年的情况下。此外，如果是最强力的止痛片，其滥用和产生依赖性的风险也最大。

　　为了最小化副作用和依赖性风险，医生会使用疼痛阶梯来治疗所有并不严重的痛症，这种疗法原本用于癌症所产生的疼痛。阶梯疗法，意味着从最温和、副作用最少的药物开始，然后仅在绝对需要的情况下换成比较强力的药物。

　　大部分处于第一阶梯的非处方药物都被归类为非类固醇类消炎药，也简称NSAIDs。最受欢迎的便是布洛芬/艾德维尔/美林（每8小时400—600毫克）以及甲氧萘丙酸/萘普生/消痛灵（每天2次，每次220—500毫克）。NSAIDs治疗腰背痛效果显著，但对于有肾脏或心脏问题的人群则比较棘手，也有可能刺激胃部，甚至导致溃疡。

　　如果出于某些原因不能服用NSAIDs，可以试试对乙酰氨基酚/泰诺。这种药物在适量服用的情况下非常安全（每6—8小时500—1000毫克）。但如果你在24小时内服用了超过4000毫克，则可能面临危及生命的急性肝衰竭。要是本来就有肝脏问题，应该咨询医生对乙酰氨基酚的安全用量。

第一阶梯还有一些帮助缓解疼痛的处方药，例如抗抑郁药（度洛西汀/欣百达，阿米替林/依拉维）、肌肉松弛药（环苯扎林/服乐适）和神经痛治疗药物（加巴喷丁/镇顽癫，普瑞巴林/利瑞卡）。

处于第二阶梯的药物则包括少量阿片类药物，例如可待因。而第三阶梯则含有更强力的阿片类药物，例如氢可酮（维柯丁中含有）、氧可酮（扑热息痛和奥施康定中含有）以及美沙酮。以上皆为处方药，因为这些药物都有成瘾性，它们应该仅用于非常短期的疗程（数日）或者其他长期选项都无效的时候。目前阿片类药物的流行，有部分原因是本可以用其他阶梯药物结合理疗、推拿以及非药物干预的痛症，却过度地使用了这一类药物。

PART

3 腹部
BELLY

腹痛

BELLY PAIN

首先来看看以下情况对你而言，是不是似曾相识。在焦心的痛苦中坐在马桶上，双手抱住头，不断回忆着这两天吃过的所有东西，辱骂自己糟糕的判断力（信了那些生蚝促销？！），并发誓下半辈子远离食物。

我们都很清楚并恐惧那种肚子里内脏扭成结的感觉。没错，腹部（肋骨和髋部之间那片柔软的区域）疼痛是急诊室中最常听见的哀嚎，至少在10个病人中会有1个。不幸的是，造成腹痛的原因约有无数个，尽管大部分都没什么好担心的，但还是有一些如果不马上治疗，就会危及生命。

所以，应该等到什么时候才寻求帮助呢？这次腹痛到底意味着只需1小时就能自行痊愈的食物中毒？还是你和你的阑尾一起度过的最后一晚？

吃下定心丸

你经历了1—2天间歇性的、并不严重的疼痛，伴随恶心、呕吐和/或腹泻。这可能是胃肠炎（胃部和肠道受了刺激），最主要的表现就是并不太严重的腹绞痛，伴随呕吐或者腹泻，抑或两样同时上阵。最常见的原因是受细菌污染的食物，例如葡萄球菌，也有可能是病毒感染。请务必保持水分摄入，因为你同时需要水和钠（盐），最佳的选择就是简单的汤食、电解质水和佳得乐或动乐这一类的运动饮料，（注意，我们不建议日常摄入运动饮料，除非你想要增重。）也可以服用胃肠用铋来缓解痛苦。如果你的症状持续超过5天，请咨询医生。另外，心脏衰竭和高血压患者也应该在狂饮咸汤之前咨询医生。

进食后有轻微的上腹部疼痛，躺平时更加严重，喝水之后会缓解，同时嘴里可能会出现一股苦味。你应该是胃酸反流，即胃酸跑到了食管（连接胃部和嘴巴的管道）里。食管可不是用来泡酸澡的，所以它会发炎并且产生疼痛。当你躺倒时，食管与胃部持平，让胃酸更加容易爬上来了。一大杯水就能把胃酸冲下去，缓解疼痛。如果反流一路到达了喉咙，你就会发觉那股苦味。

一些生活方式上的简单改变，就可以击败反流。第一，降低巧克力、高脂肪食物、辛辣食物和碳酸饮料的摄入，悲伤的是，只要你是个凡人，这些就可能占据日常饮食的一大部分；第二，避免进食后不久就躺下；第三，在床头脚下垫一些书（别垫这本书，除非垫了你又会去买本新的），因为抬高床头就能让食管高于胃部，减少泛酸的风险。如果以上都不管用，试试胃酸咀嚼钙片或罗雷兹这一类的抗酸剂，以中和你的胃酸。还不管用的话，就上一些日常的非处方药物来降低胃酸产生，例如雷尼替丁/善胃得或者奥美拉唑/洛赛克。记得要让你的医生知悉这个情况，不仅是为了确诊，也因为长期的反流可能导致严重疾病，例如食管癌。

你偶尔有痉挛痛，上次排便是一周前的事了。厕所里没读的杂志是不是都堆积起来了？便秘是导致腹痛的常见原因，确认的指标包括每周排便低于3次、排泄物呈块状或很硬．极难排出或者总感觉没排干净。请查阅关于便秘的章节（221—226页），了解更详细的信息以及推荐的治疗方式。注意，如果你经常发生腹痛和便秘的现象，很可能是肠易激综合征（121页有详述）。

腹痛发生在饮用牛奶或吃过含牛奶的食物后。乳糖不耐受特别常见，在非洲人、亚洲人和拉美裔人中尤甚。最多发的症状包括胀气，以及食用牛奶或奶制品后腹部疼痛，例如冰激凌、酸奶和芝士。身体因为无法消化乳糖，也就是牛奶中的糖分，所以把这个任务委托给你的肠道细菌。不幸的是，这些家伙在消化乳糖时产生了大量气体，造成肠道胀气，并引发疼痛。最简单的解决方法就是避开牛奶。当然了，如果你也是个凡人，很快就会决定宁愿忍受痛苦，也不愿意放弃冰激凌和芝士。所以更好的方法是服用乳糖分解酵素，来帮助你的身体消化乳糖。

挂号求医

上腹部经历了长达好几周频繁的灼痛感，在进食后缓解或者恶化。你可能是胃部或肠道有溃疡。溃疡是内脏里层的小坑，如果被胃酸淹没，就不会让你很好过。典型的症状包括上腹疼痛、胀气、打嗝儿，以及在少量进食后就感觉饱胀或不舒服。在少数病例中，溃疡可能导致大量出血，或者直接在肠胃壁上打个洞（能极速导致严重感染，甚至有可能死亡）。所以底线是，咱们不想要溃疡。

溃疡通常可以用内窥镜检查确诊，即镜头通过喉咙直达胃部或肠道。在以前，溃疡一般被认为是压力、过度饮酒以及抽烟导致。现在医学界对以上三点仍然持负面态度的前提下，了解到导致溃疡的多数原因是一种叫幽门螺杆菌的细菌感染。所以，溃疡一般会由抗生素配合抑制胃酸的药物来治疗。

进食后，右侧上腹部感到疼痛。这可能是胆囊里有结石。胆囊是肝部下面的一个小口袋，肝脏产生一种帮助肠道消化脂肪的绿色液体，叫作胆汁，它会储存在胆囊里。当你食用一盘盖着培根的芝士炸薯条（美味啊）时，胆囊会向肠道发射一泡胆汁。但如果你有胆结石，胆汁可能暂时会被挡在途中，导致痉挛痛，这一系列不愉快的体验被称为胆绞痛。在一些病例中，结石会永久地挡住胆囊的引流，致其肿胀甚至被感染。这种情况就叫作胆囊炎，会引起持续的、强烈的疼痛，需要紧急救治（查阅124页）。

所有的医学生都学过，胆结石最大的风险因素是4个F：脂肪（肥胖）、女性、多育（1个或以上孩子）以及40 岁（或以上）[1]。按这个说法，多多少少覆盖了一亿美国人。

万幸的是，大部分有胆结石的人都没发生胆绞痛或任何其他症状，所以不需要干预治疗。他们过着幸福美满的生活，完全没意识到肝脏下面的那些小石头。但是出现症状的人，除了被手术刀摘掉胆囊以外，也没什么其他选择。好在这种手术（胆囊切除术）基本上都不存在什么侵害性的技术，只会留下3—4个小小的瘢痕。

---

[1] 这4个因素英文单词均为F开头，分别是fat 、female、fertile和 forty，所以叫4个F——译者注。

你腹泻了好几天，同时正在服用（或短期内服用过）抗生素。抗生素经常导致腹泻，这也是只在绝对需要时服用抗生素的众多原因之一。如果你在1—2天前才开始服用抗生素，那么腹泻可能是一个直接的副作用。如果已经服用了3天以上，或者是在几周之前服用的，那你可能是艰难梭状芽孢杆菌感染，艰难梭菌（比较时尚的叫法）是一种通常会与肠道中其他有益菌共存的细菌。一旦服用了抗生素，同样也会给这些有益细菌带来灾难，而艰难梭菌就像那种幸存的小蟑螂一样——坚强、恶劣且非常难以消灭。在少数情况下，艰难梭菌不需要抗生素的帮助也可以统治肠道，治疗方式是使用针对艰难梭菌的特殊抗生素（有点讽刺）。

腹泻和疼痛的症状连续三天都在持续恶化。这可能是比引发肠胃炎的一般感染更厉害的感染，这类可怕的感染包括上文的艰难梭状芽孢杆菌感染，或者其他恶劣的细菌，例如志贺氏杆菌、沙门氏菌或者大肠杆菌。除此之外，你也有可能是患上了自体免疫疾病，例如炎症性肠病或者乳糜泻。在这种情况下，免疫系统受到了误导，对你的肠道内层发动了一场战争。

疼痛的症状很频繁，但一般在排便后就会好转，同时伴随好几个月断断续续的腹泻以及/或者便秘。肠易激综合征或称IBS，意味着肠道里层变得非常敏感，每当挤满便便时就会出现疼痛。患有IBS的人群会经常感到一阵阵的腹部不适，通常在一次颇具满足感的大便后就会好转。IBS也会导致腹泻或者便秘，有时候两者交替上阵。根据你的具体症状，医生可能会建议改变饮食方式，以及/或者开一些让便便胀大或者稀释的药物。有些病人也会用抗抑郁药或者其他减少肠痉挛的药而缓解疼痛。

你有骨盆痛症状，并且在生理期尤其严重。大多数女性都会在"大姨妈"来访时，经历胀气和轻微腹痛。但其中一部分运气比较差的，会经历特别凶残的疼痛，足以影响学业或者工作。最常见的原因是子宫内膜异位和纤维瘤。

子宫内膜异位，是指一串不正常的细胞，与子宫壁上的细胞长得很像且行为相似，它们不明原因地卡在了不属于自己的位置，例如卵巢、骨盆内层或者肠道。如同子宫壁上的组织一样，这些多余的组织会在月经期间肿胀和流血，导致疼痛。有些女性也会在性交或排便时产生疼痛，这是由于这些多余组织的位置决定的。

与此同时，纤维瘤则是指子宫肌瘤要么长进了子宫内部，要么从外层凸了出来。这些肌瘤是良性的，但是可以引起大量的经期流血以及周期性疼痛。在一些病例中，还会挤压膀胱（使你总有尿意），甚至导致无法生育（如果子宫变形得太厉害以至于无法容纳胎儿）。

子宫内膜异位和纤维瘤，都可以通过身体检查和骨盆超声确诊。（严格意义上来说，子宫内膜异位要通过活检才能确诊，但是这个步骤一般都被跳过了。）治疗方式包括止痛片、激素疗法以及手术摘除。

直奔急诊

大便带血。腹部疼痛与大便带血的组合，一般都是不好的征兆。可能的原因包括肠癌、自体免疫性疾病（例如肠炎）、严重的肠道感染以及肠道供血阻断。如果你的便便里血痕不止一点，请立刻去急诊寻求紧急评估。

你本来就患有糖尿病，而且血糖非常高。你可能是患上了糖尿病酮症酸中毒，或简称DKA，这种病在身体耗完最后一滴胰岛素的时候就会发生。因为从血液中吸收与消化葡萄糖（糖分）要用到胰岛素，你的血糖这会儿肯定一飞冲天了，导致身体转而求助其他的能量来源。不幸的是，启用这些来源会导致呼吸沉重、疲劳、头昏眼花以及腹痛。这些症状通常发生在胰岛素忘记注射、注射不足、需要更多（因为感染导致的新陈代谢急性变化）或者此前不需要注射（但现在显然需要了）的糖尿病人中。在极少数病例中，DKA也许是糖尿病的第一征兆。相关的并发症可能是致命的，所以及时进行胰岛素注射和再水化的紧急治疗非常要紧。

你有突发的疼痛和荨麻疹（红色斑点状疹子）。是不是咽下了一个贝壳类水产佐花生酱的三明治？全身性过敏反应意味着急性突发的、遍布全身的过敏，通常包括荨麻疹、嘴唇/舌头肿大、喘息、呼吸短促、头昏眼花以及/或者失去意识。大部分病人都会发生至少两种症状，不过很少会全部发生。如果怀疑自己有全身性过敏反应，可能距离你的呼吸道完全紧闭只剩几分钟了。要么叫救护车，要么赶紧写一份潦草的遗嘱吧。如果感觉呼吸极其短促，又处在公共场所，你可以（作为最后的救命稻草）看看是否有路人携带肾上腺素笔，以快速救助你的症状。但是如果救护车已经在靠近了，还是等专业帮助比较好。

右侧上腹部出现了难以忍受的疼痛。可能是连接胆囊和肠道的通道里发生了堵塞。胆囊（120页也做了描述）是一个装满绿色胆汁的小口袋，在进食后，肠道需要帮助消化脂肪时，就会排出胆汁。胆囊通常都会有结石，有时候结石会永久性地驻扎在往肠道引流的通道里。最直接的后果就是胆囊肿大和感染，最终可能导致破裂。这种病叫作胆囊炎（胆囊感染），会引起发热以及右侧上腹部严重疼痛。其疼痛之剧烈，会让任何形式的挪动都无法忍受。如上所述，很多（不是所有）病人都有胆绞痛史。一次超声就能确认诊断，在大多数病例中，治疗方式都是紧急摘除胆囊。

右侧下腹部出现了难以忍受的疼痛。这可能是阑尾上有个堵塞。阑尾是起始于结肠上一条小虫似的管子，它在人类身上被认为是退化的器官，除了偶尔试图杀死我们，没有其他明显的功能。在阑尾上的感染，也被称为阑尾炎，发生在阑尾被堵塞的时候——通常是被便便（好恶心），有时候是被肿大的免疫腺体，还有时候是被附近的肿瘤。不管是什么原因，阑尾一旦肿大，就有可能真的爆裂。最主要的症状是起源于肚脐附近的腹痛，慢慢转移到阑尾上方，也就是腹部的右下侧。痛感通常十分强烈，以至于想都不敢去想吃东西这件事，动一下都难以忍受，发热、恶心以及呕吐也很常见。CT扫描可以确诊阑尾炎，标准的治疗方式就是紧急摘除阑尾。如果你是女性，那也有可能是右侧卵巢或者输卵管有问题（请查阅125页）。

左侧下腹部出现了难以忍受的疼痛。这个部位的疼痛有很多种可能的原因。如果是女性，可能是左侧卵巢或者输卵管有问题（查阅125页）。如果年龄在40岁以上，可能是得了一种叫憩室炎的病。随着年龄增长，尤其是在常年便秘的情况下，你的结肠可能会产生小小的囊状突起叫憩室。这些没啥用的小口袋在腹部左下方的结肠尤其常见，而这儿正是便便即将离开之前，被暂时储存的地方。尽管憩室通常不会坏事儿，但它们有时候会堵塞并感染，就像阑尾一样。典型的症状包括发热、恶心以及左下侧腹部极度疼痛。憩室炎一般都可以用抗生素控制住，但是严重或者复发的情况下可能需要手术。

上腹部出现疼痛症状，可能伴随呼吸短促，力竭时则更加严重。如果所有危险的疾病都有显著并具体的症状，那生活得多简单啊！不幸的是，有些病的表现就是那么出乎意料，而且绝非典型。一个经典的例子就是心脏病可能导致腹部疼痛，而不是胸痛。如果肚子痛在爬楼梯或者铲雪的时候变得格外严重，那么元凶很可能就是一根连接心脏的血管堵塞了，在力竭时需要额外的血液。（尽管心脏总是在给身体其他部分泵血，它本身的肌肉壁也需要输送血液，并在心率变高的时候变得格外饥渴。）出于这个原因，所有的（优秀的）急诊室，都会在病人出现不明原因的严重腹痛时检查心脏病。

你是女性，在骨盆上方有严重的、突发的疼痛。下边有麻烦？骨盆里有一大串能引起急性疼痛的器官。首先复习一下，你有两个卵巢，位于骨盆的两侧，负责生产并释放卵子。卵子会通过输卵管到达子宫，后者位于骨盆中间，一路连接到环状子宫颈上的阴道。

任何一个环节都可能会出现问题，并导致严重的骨盆疼痛，通常还伴随恶心和呕吐。举例而言，卵巢可能会随着周边的血管而扭曲，造成一种叫卵巢扭转的疾病；卵巢肿瘤或者囊肿（充满液体的结构）也可能会流血或者自主爆开；受精卵可能会不小心卡在卵巢或者输卵管里，而不是达到子宫，导致胚胎停在了不该停留的地方（这就叫宫外孕）；一次感染可能会从阴道传播到子宫颈、子宫以及输卵管；最后，尿路感染也能导致骨盆疼痛，尽管并不严重，但是会伴随着频繁且痛苦的排尿。

基本上来说，很多不同的问题都是有可能的，有一些可以急速地发展出严重的并发症，例如不育。如果你的痛感严重，就应该做紧急检查，通常会包括骨盆检查、一些基本的血液和尿液测试以及骨盆超声。

皮肤或者眼睛看上去很黄。腹痛加上黄色眼睛以及/或者皮肤的组合，毫无疑问是肝脏问题。肝脏通常会产生胆汁来帮助消化高脂肪食物，当其无法将胆汁输送到胆囊和肠道时，就会出现黄色皮肤的现象。这是因为胆汁跑到了血液里，把你的皮肤变黄了。主要的原因有两种：一是急性肝炎（肝脏因为病毒感染、酒精或者过量的对乙酰氨基酚/泰诺而受到了刺激），二是为肝脏输送胆汁的管道被堵住了。两者都必须及时注意，血液检查和肝部超声一般都能确诊。

一夜豪饮后，你出现了严重的肚子以及/或者背部疼痛症状。所有的菜鸟外科医生，都被灌输了三条基本守则："能吃的时候赶紧吃，能睡的时候赶紧睡，别拿胰腺开玩笑。"当你给自己灌下第7或者第8杯酒的时候，那你肯定就是在拿胰腺开玩笑了，可能会付出地狱般的代价。

胰腺位于腹部，负责生产很多必要的激素，例如胰岛素和消化食物的化学物质。由于不明原因，一次酗酒就能让胰腺发炎并且病倒，这就是急性胰腺炎。在它面前，最糟糕的宿醉也就是一场公园散步罢了。急性胰腺炎轻则导致严重腹痛，并常常扩散到上背部，重则发展到多重器官衰竭以及死亡。显然，咱们想要将这种疾病消灭在萌芽状态，一般要通过输液和至少1天的禁食。

急性胰腺炎还有一些其他的病因，例如胆结石和自体免疫性疾病，但你唯一能掌控的风险因素就是所摄入的酒精量。所以酒鬼，喝慢点，不管什么时候都尽量限制在一天1—2杯。

下腹部和背部有严重的痉挛痛。俗话说，排出肾结石是男人最接近生孩子的体验。如有不幸两者都体验过的女性，请告诉我们，你是否同意这个说法。

负责产生尿液的肾脏，也可能会产生小石头，然后卡在将尿液引到膀胱的狭窄管道（叫输尿管）里。堵塞的输尿管会引起下背部、下腹部和/或骨盆间歇性的极度疼痛。在很多病例中，结石也有可能撕碎一些输尿管里的血管，导致尿血。这场煎熬会一直持续到石头终于跑到了膀胱，有了很多到处漂的空间时。

肾结石有可能是脱水的结果，在做过胃分流术（因为重新分配过的管道会有助于吸收导致结石的化学物质）、糖尿病、高血压或者肥胖的人群中更常见，通过超声或者CT扫描就可以确诊。到了这一步，咱们的目标是疼痛控制、静脉输液（来增加尿液产生以便将石头冲下来）以及帮助排石的药物。在一些病例中，结石体积过大，无法自行排出，需要通过特殊手术来碎石或者移除。

你有发热以及/或者恶寒战栗的症状。这可能是因为腹部有感染，常见的部位包括肠道、肝脏、肾脏以及生殖器官（女性尤甚）。马上进行全面检查是非常重要的，如果你拖得太久，感染可能会散播到血液里，并迅速导致一场灾难。

你有大量呕吐或者/以及腹泻的症状，并且感到头昏眼花和虚弱。头昏眼花以及虚弱是大量体液损失和低血压的表现。多喝一点运动饮料、汤或者电解质水，这些都含有用来恢复血压的水和钠。（一般的水帮不上太多忙。）如果你已经吐得到处都是了，可能需要去一趟急诊来进行静脉补液。

你有严重的、持续的腹痛症状，并且不符合以上任何一种描述。仅仅是疼痛本身就足以让你去检查一下了。有些危及生命的问题，例如肠梗阻或者肠缺血（肠道得不到足够的血液），除了极度疼痛之外，不会引起任何具体症状。如果你已经感受到了生命中最糟糕的腹痛，并持续超过30分钟，请立刻去检查。

计划外的体重减轻
UNINTENDED WEIGHT LOSS

除非你是《超级减肥王》的参赛选手，显著而快速的体重下降可能并不是件值得庆祝的事情。事实上，短时间内发生计划之外的体重减轻，是潜在严重疾病的确凿征兆之一。

　　你是否在12个月内就减掉了原本体重的5%？哪怕在此期间比萨饼是主要营养来源，上二楼也要坐电梯，但你还是掉了这么多重量？如果答案是肯定的，那么这就叫作计划外的体重减轻。

　　所以，现在怎么办？去买一些不需要使用别针的新衣服？穿上高中时期的泳衣来张自拍？还是奔向本地的结核病房？来一套最新的癌症筛查？

吃下定心丸

　　你已经进入了退休年龄。很多人在全美退休者协会的会员证到手前后，就会开始掉体重。在众多跟年龄有关的糟心事儿里，就包括了口味和嗅觉的改变，这会让食物变得不再美味了；牙齿问题，会让食物没那么好嚼了；再加上药物相关的副作用，例如口干舌燥、胀气以及胃口减退。以上叠加，就会让你的热量摄入发生断崖式下降，结果产生了显著而持续的体重减轻。到了这个份上，每次去看医生的时候量体重就会变得格外重要，只要更好地监测下降的趋势，你才能及时挽救还可以挽救的问题。

你最近进一步挖掘了自己的业余爱好。你比自己想象中锻炼得更多或吃得更好，这种情况也不是没可能。有时候一个看似微小但一直坚持的改变，就可以减掉不少肉。你是不是没喝那么多汽水了？没去那么多酒局了？还是新的工作需要走很多路了？

挂号求医

总是感觉口干，晚上频繁起床小便。你可能是有糖尿病，身体要么耗光了胰岛素（1型糖尿病），要么对胰岛素反应不正常（2型糖尿病）。不管哪种，缺少正常的胰岛素信号，意味着你的身体无法消化和储存来自食物的糖分。反之，糖分将停留在血液里，肾脏在绝望中会胡乱产生尿液以试图排出那些糖分。因为糖分通常是作为脂肪和肌肉储存的，所以在这种情况下体重就会减轻。

如果短期内无法预约到门诊，或者感到极度头昏眼花和恶心（危及生命的糖尿病并发症信号），请立刻前往急诊。

你出现了战栗、心悸、腹泻的症状，以及/或者经常感觉热。你的甲状腺过于活跃。甲状腺负责调节身体的新陈代谢，如果过于活跃，身体就会一直燃烧脂肪和肌肉来产生自己并不需要的能量。一些简单的血液测试就能确诊甲状腺疾病。（如果已经在服用甲状腺激素，你药量可能太大，应该让医生确认一下。）

过去几周都感到恶心、腹痛、排气和腹泻。你是不是用了太多厕纸？室友是不是突然点上了不少香薰蜡烛？你可能是得了乳糜泻或者某种炎症性肠病，例如溃疡性结肠炎或者克罗恩病。在这些疾病的影响下，你的免疫系统会变得混乱，并开始对肠道宣战。结果就是肠道内层无法再消化和吸收食物中的热量，后者仅仅以腹泻的形式到此一游。医生可能需要通过内窥镜检查来确诊，这种检查意味着镜头要通过喉咙一路伸到胃部和肠道。也有可能使用结肠镜检查，那么镜头则通过肛门伸进结肠。

最近刚开始服用一种新药。很多药物的副作用都有可能导致体重减轻，例如胃口减退、口干舌燥、吞咽疼痛、恶心或者胀气。最常坏事儿的就包括一些治疗哮喘、心脏病、糖尿病、癫痫和痴呆的药物，还有甲状腺激素、抗抑郁药以及抗生素。如果你怀疑自己的药物就是元凶，请先咨询医生，千万不要在没有医生指导的情况下擅自停药！

你刚开始服用针对心脏、肝脏或者肾脏疾病的利尿剂。如果你有一个虚弱的心脏、肝脏或者肾脏，医生可能会开利尿剂来帮助产出尿液，确保多余的盐分和液体不会存留在你的体内。所有被尿液一并带走的体液相加，约等于不少的体重被减轻了。（没错，俗语"尿得跟赛马一样"就源自驯马师在赛前给马服用利尿剂，来让它们减轻体重，跑得更轻盈。）常见的利尿剂包括呋喃苯胺酸/速尿灵，托拉塞米/特苏敏，以及螺旋内酯甾酮/安达通。仔细记录自己的体重，因为突然的增长可能意味着需要更高剂量的利尿剂，以及/或者改变饮食结构。

这几个月过得十分艰难。备受抑郁折磨的人可能会因为胃口减退，而导致体重下降。很多现有的治疗方式都可以显著提升你的生活质量，咨询医生来选择最合适的吧。

同时伴有咳嗽以及汗湿床单的现象。如果最近离开过美国、入过狱或者患有HIV/艾滋病，那么你可能有感染结核病的风险。这种肺部感染以前叫肺痨，因为它会把体重逐渐消耗掉。不幸的是，也会消耗你的肺，甚至你的生命。胸部的X射线以及痰液检测可以帮助确诊。

跟小伙计们问个好吧。肠道寄生虫例如绦虫，会导致恶心、饱胀以及体重减轻。历史上曾有女性受到误导，故意吞食这些虫子来减轻体重，厉害的网友们现在还能找到作为小药丸形态出售的绦虫卵。不用多说，我们强烈反对这种行为，因为肠道寄生虫可能导致危及生命的情况。如果你的体重一直在降低，总是感觉饱胀，再加上曾进行国际旅游，可以给肠道拍个片，看看有没有寄生虫的踪影。

你可能确实是得了癌症。先确认自己及时地做了癌症筛查，包括结肠镜检查和乳腺X射线摄影或者前列腺检查。注意，大部分因为癌症而体重下降的人也会伴随其他症状，例如发热、疼痛、恶心、呕吐或者进食后迅速感觉饱腹（因为肝脏和或脾脏肿胀）。

直奔急诊

感觉头昏眼花或曾失去意识。你可能是严重脱水。体内水分和盐分的显著下降，可能导致数日内急速的体重减轻。脱水经常跟药物脱不开干系，例如利尿剂（会增加尿液排出）或者泻药（会增加大便水分）。脱水也可能是由频繁的呕吐和腹泻导致的，其次则可能是因为过度锻炼以及/或者摄入水分不足。如果不治疗，严重的脱水会导致低血压，最终可能引起器官衰竭，甚至死亡。如果在服用电解质水之类的水分补充剂后，还没有快速恢复的话，应该尽快前往急诊。

计划外的体重增长

体重长了几斤，没有谁笑得出来。你的衣服不合适了，侧影凸起了，下巴也有了自己专属的下巴了。当然，大多数人都会偷偷祈祷，希望这种窘境真的是因为某种症状，例如新陈代谢放缓，这样的话就完全不是我们自己的错了。总而言之如果真是这样，就要靠药物解决，比起健康饮食和锻炼，还算是轻松。

不幸的是，只有极其少数的超重人群不是因为吃得太多、锻炼太少。但是如果同时也发生了疲劳、便秘或者畏寒的症状，你确实有可能是甲状腺功能减退（甲状腺作用不足）。因为甲状腺不够活跃，整个新陈代谢也会放缓，导致体重增加。同样地，如果你是育龄女性，有痤疮、额外的面部毛发以及不规律的月经周期，那可能是得了多囊卵巢综合征，这种病也会导致体重增长。如果认为自己符合以上症状，或者在一年内就增长了较大的体重（超过4.5—6.8千克），就应该去看医生。

有一些药物也会导致体重增长。常见的祸害包括三环抗抑郁药（阿米替林/依拉维，米氮平/瑞美隆）、抗癫痫药物（丙戊酸钠/德巴金，卡马西平/得理多）以及抗精神病药（奥氮平/再普乐，氯氮平/可致律）。在换掉任何药物前，都切记要让医生知悉。

胀气和排气
BLOATING AND GAS

体内的气体比埃克森美孚[1]的还充足？是否常常对跟你上了同一台电梯的人感同身受？或者经常被自己胀气的肚子困扰，因为它每顿饭后就像充了气一样？

胀气通常是胃部或者肠道的气体所导致的。在因正常饮食而进行的吞咽时，气体也跟着进入了胃里。而肠道里的气体，则是由万亿个帮助消化食物的细菌产生的。胃里的气体会导致打嗝儿，而肠道里的则会引起气胀（也就是，排气）。

不管看上去多么正经、多么体面，大部分人每天都会排气约20次。如果在开放式的办公室里上班，这也就意味着上午9点到下午5点间，好几百个屁会飘荡在你周围的空气里。（另一个在家办公的理由。）

时不时感到胀气是很正常的，一般都会发生在进食太多或者太快之后。不过在很罕见的病例里，持续性的胀气可能是严重问题的征兆，例如肠道阻塞，或者由于肝脏疾病或卵巢癌引起的体液堆积（而不是气体堆积）。

---

[1] 世界最大的非政府石油天然气生产商——译者注。

吃下定心丸

小豆子，小豆子，会唱歌的小果实……[1]肠道菌群负责帮助身体消化无法以其他方式处理的食物，它们尤其偏爱豆科植物（豌豆、黄豆、鹰嘴豆、小扁豆）以及十字花科蔬菜（花菜、西蓝花、卷心菜、孢子甘蓝）。糟糕的是，菌群在处理剩菜时，会产生甲烷和二氧化碳这一类的气体。在工作会议或者初次约会的时候，这些气体会变得特别急于逃离你的身体。试着几天不吃以上提及的食物，看看排气情况是否好转。如果好转了，那就要么继续不吃（不是好办法，因为这些东西都很健康），要么试试比诺药片之类的产品，后者能在菌群抓住这些食物之前就处理消化掉它们。

你的口气总是闻起来特别美好。口香糖可以缓解压力，并让人闻起来清爽干净，但也可能导致你吞咽一大堆空气。此外，口香糖一般都含有甜味剂山梨糖醇，那些喜欢处理豆子和蔬菜的肠道菌群同样也喜欢山梨糖醇，导致又会产生一堆气体。结果就是，你的排气量会大上一倍，腰围也是。

你想给这个世界来瓶可乐。[2]如果喜欢使用吸管来喝碳酸苏打，你基本上就是在跪求胀气了。首先，用吸管喝东西的同时会吸入一堆空气（也许打嗝儿能打出去，但如果躺下的话，空气有时候会溜进肠道）；其次，那些小气泡在饮料通过身体各个部位的时候，会一路不断逃出；最后，很多人无法完全消化甜味食品和饮料里常

---

[1] 美国童谣，内容主要是关于豆子容易让人放屁的特质——译者注。

[2] 源自可口可乐的经典广告语——译者注。

见的果糖（通常是以高果糖玉米糖浆的形式存在），那要靠什么来消化呢？你猜对了，肠道细菌，于是，它们消化果糖的时候又会产生气体。

牛奶，对身体……不是那么好。乳糖是牛奶中的主要糖分，但是很多人的身体里都缺少用来消化乳糖的酶（乳糖酶）。乳糖不耐受在西班牙裔（每10人中有6个）、非洲人（每10人中有7个）和亚裔人种（每10人中有9个）中非常常见。无法消化的乳糖会自己跑到结肠去，结肠中的细菌可以消化乳糖，但会产生气体。试着减少摄入牛奶和乳制品（冰激凌、酸奶、芝士），看看你的症状是否缓解。如果缓解了，你可以服用乳糖酶补充剂或者选择不含乳糖的奶（例如舒化奶）。

在生理期前通常会发生胀气。生理期前夕，激素水平的变化会让身体增加对液体和盐分的吸收，从而导致严重的胀气，以及激增的穿运动裤出门的意愿。试试看减少盐的摄入，并且保持运动，让食物可以尽快消化。如果胀气变得越发糟糕，请务必咨询医生。

你在胀气的同时散发着母性光辉。每4个怀孕女性中，就有3个被胀气和便秘困扰着。（当然，这里是指由扩大的子宫引起的持续性胀气之外，其他的胀气。）一种叫黄体酮的激素的增长，会延缓食物在肠道中的进程。此外，孕期营养素中的铁会导致便秘恶化。要打败胀气，你就得保持水分摄入，多吃纤维含量高的食物，并努力保持运动。

副作用。有好几种药物和营养素都会导致肠胃胀气，例如抗生素就可能会消灭肠道里的有益菌，从而引起胀气和腹泻。阿司匹林、止痛药物（尤其是扑热息痛和维柯丁一类的阿片类药剂）、补铁片、抗酸剂以及抗抑郁剂也有可能导致胀气。请在停药前咨询你的医生。

挂号求医

胀气和腹痛症状在排便后得到显著改善。你可能是得了肠易激综合征，或者简称为IBS。这种病很常见，意味着肠道对任何食物或者气体引起的鼓胀都变得非常敏感，哪怕在别人都没什么事的时候，也会感觉胀气和不适。有些患者也会出现腹泻或便秘，或者两者兼有。在任何病例中，排便都会降低肠道内的压力，使症状得到显著的改善。医生可能会建议你改变饮食结构，以及用药来更好地控制症状。

胀气一天下来也没什么波动，排便也不会改善什么。你可能是肠道周边有液体（叫作腹水），而不是气体。液体不会随着进食而改变，所以一整天都会感到鼓胀。如果液体很多，肚子会肉眼可见地变大，并可能会导致肝脏疾病、心脏疾病以及癌症（例如卵巢癌）。一次腹部超声就可以检测出腹水，以及其潜在病因。肝脏疾病会导致皮肤和/或眼睛变黄，而心脏疾病会导致腿部肿胀。

你本身患有糖尿病，且摄入的食物难以消化。胃部一般负责把食物搅成小块，然后送到肠道里。糖尿病会损伤胃部周围的神经，让其完成这项工作的能力下降。这种病叫作胃轻瘫，意味着食物停留在了胃里，而不是继续走完整个消化系统。结果就是，你总感到胀气和恶心，无法吃完整顿饭，因为确实是没有空间了。医生会通过一种监测胃部消化速度的扫描来进行确诊，治疗方式主要是少食多餐，多吃软质食品。有些药物也能帮助缓解恶心，推动胃部更加努力地工作。

直奔急诊

你同时还有恶心和严重腹痛的症状。这可能是肠道堵塞了，导致食物与空气无法正常通过。如果不治疗，一次堵塞就有可能对肠道引起危及生命的严重损害。请立刻去急诊或者急救中心进行腹部X射线检查，以检查是否有不小的堵塞。

在过去1—2周，你的体重明显增加，并感觉到呼吸短促。肾脏、心脏或者肝脏疾病，都有可能导致肺部和肠道周边积液过量。哪怕以上这些器官没有已知的病史，也应该立刻去急诊进行检查。

你应该服用益生菌吗？

　　肠道里有数万亿个细菌，超过身体其他部分的所有细胞总和，甚至超过银河系的星球总数。（因为细菌细胞比咱们身上一般的细胞要小很多，弯弯曲曲的肠道里，净藏着十亿个一打的细菌。）

　　"等等！"你问道，"细菌不是坏东西吗？不是会引起感染吗？如果我体内有万亿个细菌，那我岂不是成了个定时炸弹？"其实，大部分的细菌都不是反面角色。反之，它们像藤壶一样快乐地住在你的肠道里，享用经过的食物，并给我们提供不少益处。这些细菌会帮忙消化食物、调节激素、制动免疫系统（以防它攻击我们自己的细胞）等。事实上，它们甚至可以预防有害细菌引发的感染，把艰难梭状芽孢杆菌一类的细菌挤出去。（这就是为什么服用抗生素会杀死有益菌，从而导致艰难梭状芽孢杆菌感染。）

　　由此可见，肠道细菌的变化，会直接影响我们肠胃和整体健康。所以，被定义为有益菌并能以口服药片或溶解在食物中的形式来摄入的益生菌，一直是个市场热点。（举个例子，你可能看见过酸奶或保健品广告，内容多少提及了双歧杆菌或者乳酸菌。）

那么这些保健品真的有用吗？这个议题已经在腹泻、便秘、肠易激综合征以及很多其他病症的研究中出现过，目前还没有结论性的研究成果。没有证据表明它们不好，但是也没有证据表明其有用。它们也许可以缩短由感染引起的腹泻性疾病。此外，感染过艰难梭状芽孢杆菌的人群应该在服用抗生素的同时一并服用益生菌，以减少重新感染的风险。

恶心和呕吐
NAUSEA AND VOMITING

没有什么能比得上那种意识到自己马上就要呕吐的恐惧感。奔向厕所、揭开马桶盖、跪下双膝，然后花上好几秒喷射出胃里的东西。然后，正当你缓了口气，感受着鼻子和口腔的刺痛感时，突然意识到了一种更糟糕的感觉——你马上又要吐了，这种折磨还远远没有结束。

尽管难受到令人发指，呕吐其实是一种保护性反应，负责清除我们身体里的外来毒素。当胃部感觉到有危险的东西混进来了，例如毒药，它就会剧烈地扭曲自己，把内容物从嘴部喷射出去。

所幸大多数人一年只会呕吐几次，一般都是由于可疑的寿司或者过量的鸡尾酒。呕吐完了，振作起来，生活继续。

但是有时候，恶心和呕吐可能导致长达数日甚至数周的痛苦，让食物根本无法停留在体内，让你也根本无法停留在公众场所。此时，你可能发现了自己的呕吐物里带着一点儿血或者胆汁（绿色液体）——这还能没问题吗？要不要睡觉时在枕头边放个盆？吃点肠胃药？到底到了什么程度才要去检查？

吃下定心丸

轻微的肚子痛，讨去1—2天都有呕吐现象，还可能有点腹泻。这大概率是肠胃炎（俗称肠胃感冒），通常在肠胃受到了感染刺激的时候发生。最常见的症状就是恶心、呕吐、腹泻以及轻微的肚子痛，有些人也会发热。治疗的关键点在于通过汤食或者电解质水来保持水分的摄入。（佳得乐之类的运动饮料也行，但就最大化肠胃吸收和填补腹泻水分流失的角度来说，这些饮料的平衡性不太够。）确保饮食少量、清淡，不会激起肠胃的反抗。你也可以服用次水杨酸铋，来缓解胃部受到的刺激。数日之内应该就会感觉好一些，如果没有，请联系医生。要是腹痛或腹泻带血的状况十分严重，或者感到头昏眼花、吃不下去任何东西，应立刻前往急诊。

跟朋友们享用了一顿大餐，结果事后全体都吐翻了。你曾经对自己做的土豆沙拉十分自豪，啊哦，现在朋友们都认为他们是一次暗杀未遂事件的受害者。（温馨提示：下次聚会请选择餐饮外包服务。）

食物中毒是肠胃炎的一种形式，当餐食受到了细菌或者其他有毒物质污染的时候就会发生。大部分人会经历长达6—24小时的恶心、呕吐以及肚子痛。最常见的凶手包括沙门氏菌（存在于鸡蛋、未煮熟的鸡肉和未进行巴氏消毒的牛奶中）、弧菌（存在于生的贝类水产中）以及葡萄球菌（存在于手工制作但未经后期烹饪的食品中，例如小店里的肉制品、点心和沙拉）。如果多人共进一餐之后全都病了，那基本上就可以确诊了。治疗的关键是依靠汤食和电解质水类产品来保持水分摄入，此外就是要有耐心了，次水杨酸铋也可以缓解症状。如果好几天了还没恢复，请去看医生。

你已经在挑选婴儿车了。首先，恭喜（但愿！）。不幸的是，很多女性在前三个月的大部分时间里，都跪在了马桶边。尽管这种情况被称为晨吐，但其实孕期恶心可能在任何时间段发生。很多科学家认为恶心是出于进化的需要，在对有毒物质最敏感的胚胎孕育期，强迫你坚守清淡、安全的饮食。大概20周后应该就会感觉好多了，到了那个时候，你就会转而担心带个球四处走动的力学问题了。

随时与你的产科医生沟通，但除非恶心现象特别困扰生活，或者伴随着发热、腹痛或腹泻，都不必过分担心。饮食少量多次，把姜糖或者茶饮当零食，这样可以安抚肠胃。你也可能试试维生素B_6（也称作吡哆醇），从每天3次、每次10毫克开始。有些女性对天发誓针疗或者压力腕带有用，尽管目前没有明确的有效证据。如果以上皆不管用，医生会开药来帮你抑制恶心。

你并不认为自己怀孕了，但仔细想想也不是完全不可能。如果你是女性，就有可能怀孕（换句话说，你有一个功能正常的子宫，并且过去9个月内跟一个男性——没错，哪怕是那个死鬼——有过性行为），所以孕期晨吐随时应当被纳入恶心症状的潜在原因之一。拿根验孕棒尿个尿，总归没错。

挂号求医

近期刚开始服用一种新药。很多药物的副作用都包括恶心，最常见的种类有止痛药（尤其是阿片类药剂，例如氢可酮或氧可酮）、抗生素以及化疗药物。如果觉得自己服用的某种药物可能是导致恶心的元凶，请咨询你的医生。要是这个药物无法替换（常见的例子就是化疗药物），医生可能会开一些强力的止恶心药剂来帮助你恢复元气。

你感觉全世界仿佛都在自己脑海中旋转。内耳是在大脑中负责感知位置和动作的，当传感器出现了故障，你就会感受晕眩：一种极度不适的、永远在动的感觉。因为很多有毒物质（包括酒精）都能导致晕眩，而身体最本能的反应，就是把可能还残留在胃里的毒素都呕吐出来。不幸的是，哪怕晕眩症状与有毒物质完全无关，呕吐的本能反应还是会出现。医生应该会做一个详细的检查，来确认晕眩的原因和合适的治疗方法。（查阅28页的头晕相关章节。）

在开始用餐后不久就感觉饱腹，然后1小时内开始呕吐。你吃下去的大部分东西，是不是都会来个二次回味？过早饱腹和容易呕吐，意味着胃部无法正常地把食物运送到肠道。结果就是，你比一般人更早感觉饱胀，胃部有时候会因为过分饱胀而触发呕吐。

一种可能性是连接胃部和肠道的通道已经堵塞了。这种病叫作胃出口梗阻，通常是当胃溃疡导致胃部出口周边肿胀而产生的。另一种概率没那么大的可能性，则是胃壁上有肿瘤。

还有一种可能的原因是胃部的肌肉没有收缩，导致胃无法将食物推送出去，于是它像一个无力的口袋一样被填满，而没有去消化或者推动食物。这种病叫胃轻瘫，主要发生在资深的糖尿病患者中，会损害掌管胃部肌肉的神经。

要找出症状的具体病因，医生需要做一系列的检查，包括内窥镜检查（类似于结肠镜，但是镜头从喉咙伸进去，而不是那个你懂的部位）。

过去几周有偶发性的头部抽痛，伴随恶心、呕吐以及对噪声异常敏感。你可能是正在经历偏头痛发作，主要表现为头部一侧的抽痛，恶心是其非常常见的并发症。很多人会注意到自己的头痛是有具体触发因素的，例如压力、生理期或者强烈的气味。可以查阅本书第4页来了解更多细节。

每年有几次，你都会经历1—2天的严重恶心和呕吐。这可能是一种罕见的疾病，叫作周期性呕吐综合征，其患者会恶心和呕吐好几天，然后恢复正常几周或者几个月，这种周期会不断地重复。很多患者有偏头痛的病史，有一些偏头痛的治疗方式也可以帮助缓解这种失调的现象。在确诊之前，也可以看看其他导致恶心的潜在原因。因此，医生大概率会给你进行一系列的检查。尽管周期性呕吐综合征没有很好的治疗方法，抗偏头痛的药物以及抗抑郁剂都可以缓解。

直奔急诊

你患有糖尿病，并且血糖很高。当身体耗光了胰岛素时，就无法再消化血液里的糖分了。因为器官要依靠糖分来获取能量，它们这会儿就会并不情愿地转向其他热量来源。你的血糖会飙升，而其他能量来源（被称为酮类）的副产品会增加血液里酸的含量。最常见的症状就包括恶心、疲劳、肚子痛和呼吸沉重。你需要紧急注射胰岛素，并进行静脉输液，应尽快赶去急诊。

同时伴有严重的头痛。如上文所述，偏头痛往往都会导致恶心和呕吐。但如果你没有偏头痛史，此时却正在经历突发的、严重的头痛，并伴随恶心，那可能是脑内压力正在增加。头颅是一个封闭的空间，没有太多多余的位置。所以在肿胀、出血以及颅内有肿瘤时，大脑都会被挤压。情况一旦恶化，就会发生意识模糊、疲劳和视力受损的症状。最终可能导致严重的脑部创伤，甚至死亡，所以一定要立刻寻求帮助。

你吐出来的大部分是血。如果刚吃了甜菜沙拉或者一大碗番茄汤，那么呕吐物八成会带点红色。但是如果马桶水面上漂浮着一抹与众不同、明亮的红色液体，看上去显然跟其他的呕吐物不太一样，那估计就是血了。大部分肠胃出血会跟便便一起，从最自然的那个出口出来。但是，严重的胃部或者食管（连接嘴巴和胃部的管道）出血会触发呕吐反应，让你把《驱魔人》里的呕吐场面都给比下去。如果有正发作的肝脏疾病，就属于高风险人群，因为食管里的血管会比较脆弱，无法正常地使血液凝结。

肚子痛非常严重。恶心和严重腹痛的组合，是典型的急腹症症状。这种病基本上就意味着你的肚子需要紧急治疗，以免发生危及生命的并发症。最常见包括阻塞的肠道（梗阻）和受了刺激的胰腺（胰腺炎）、胆囊（胆囊炎）、阑尾（阑尾炎）或者部分大肠（憩室炎）。如果发生了肠道阻塞，食物就无法消化，以至于返回它们的入口处。结果会导致你的呕吐物闻起来相当恶心（有点像粪便），因为它是从肠道深处跑出来的。在腹痛的章节（116页）可以找到更详细的说明。不管怎样，底线是如果疼痛非常严重，就应该寻求紧急治疗。

PART

4

女性部位

LADY PARTS

乳房里的肿块
LUMP IN YOUR BREAST

特约编辑：

蒂莫西 · 莱兹（医学博士、美国妇产科医师学会成员）

TIMOTHY RYNTZ, M.D., F.A.C.O.G.

每8位女性中就有1位，一生中肯定会遭遇乳腺癌。所以当你注意到自己有个肿块时，焦虑也是正常的。好消息是，很多肿块都不是癌症。而坏消息是，有时候需要多次造影检查和一次活检（手术移出一小块乳腺组织）才能确认。

女性朋友们常常会问，她们是否需要定期检查乳房肿块（如果是，多久一次）。多年来，这个问题在医生之间都是争议焦点。但最终大部分专业医疗人士都认为，定期自检的坏处可能比好处还多，因为自检比起其他筛查技术，无法有效分辨恶性与良性的肿块，反而往往都会导致进一步，甚至侵入性且益处寥寥的检查。

更不用说，你对自己乳房正常时的手感应该非常熟悉，哪怕不进行定期自检，也可能会注意到肿块或者某个变化的形状。所以，如果真的有所发现，接下来怎么办？预约挂号，下周再去看医生，还是直奔急诊来个紧急X射线摄影？

吃下定心丸

乳房受到了外伤，现在淤青下面有肿块。如果乳房上有淤青，那么淤青下面可能会有类似于肿块的一团血。关键点在于，趁着淤青褪去的接下来这一周，仔细观察一下肿块。如果肿块没有变小，那么就需要去看医生。有时候乳房外伤会导致一种叫脂肪坏死的现象，也就是说受损的脂肪变硬了。麻烦的是，我们需要进一步的检查才能确认其并非癌症，因为不管怎么样，淤青下面碰巧有一个肿瘤的可能性也是存在的。

乳房在生理期会疼痛，并出现类似肿块的组织。跟很多女性相似，你可能是有无数个小的囊肿（充满液体的区域）分布在乳房中，在生理期会发生肿胀并引起疼痛。分辨的方法在于是否两侧乳房都受到影响，并感觉有肿块。但是任何体积较大且一直存在的肿块，都需要进一步的评估和乳腺超声来确诊。

挂号求医

你正在哺乳期。可能是有一根乳导管堵塞了，造成分泌乳汁的腺体肿胀。这种病叫作乳腺囊肿，有可能会像个肿瘤，一般是在哺乳期期间或者结束后发生，医生会通过乳房X射线以及/或者超声来检查是否有癌症征兆。为了确诊，医生可能会在相关部位插入一根针，来证明乳汁可以流出来。乳腺囊肿本身并不危险，通常不需要进一步的治疗。

乳头周边有疼痛和红肿的现象。你可能是乳腺感染，也就是乳腺炎，通常发生在哺乳期女性中间。在一些病例中，感染会产生一团坚硬的细菌与免疫细胞，叫作脓肿。治疗方式是抗生素，如果脓肿够大就要进行抽干。有时候，如果抗生素无法改善乳头感染的症状，那就可能是一种叫乳腺佩吉特病的癌症的早期症状。你的医生可能会通过进一步检查来确诊。

你的肿块不符合以上任何一种描述，但个人感觉并无不适。试试看能不能挂上近期的号。根据你的年龄和双侧乳房的一致性，可能需要做一次乳腺超声或者X射线（也可能两者都需要）。如果这些检查都没能确认这个肿块是无害的，医生会给你预约一次活检。不要去急诊检查肿块，那边不能做乳房X射线，你会被送回门诊医生处。

直奔急诊

一侧乳房出现发红、肿胀和疼痛的现象，并伴随发热、寒战以及/或者头昏眼花。你的乳腺炎可能已经非常严重了，需要紧急治疗，可能会使用抗生素静脉输液。如果无法在几小时内挂上号，应该直接去急诊。

乳房X射线检查，应该多久做一次？

乳房X射线检查始终处于争论的中心。有些专业医疗机构建议40岁开始做，每年一次。还有一些则建议50岁再开始（如果有家族乳腺癌史则提早），每隔一年做一次。

那么尽早检查、频繁检查，难道会有什么坏处吗？不是凡事赶早比较好吗？坏就坏在，乳房X射线检查并不是一种完美的筛查技术。它不能清晰地展示一个肿块到底是不是癌症，这导致一次异常的X射线检查结果，多半都意味着活检。同时，这个检查本身并不轻松，需要把乳房夹在两块坚硬的塑料板中间。

所以，尽管早期和频繁的乳房X射线检查可以更快地发现癌症，也会极大地增加不会引起注意和导致问题的非癌症的概率。（男性的话，前列腺癌检查也面临类似的问题。）你和医生需要商量着决定最适合个人态度与意愿的检查方式。

乳头溢乳
NIPPLE DISCHARGE

特约编辑：

蒂莫西·莱兹（医学博士、美国妇产科医师学会成员）

TIMOTHY RYNTZ, M.D., F.A.C.O.G.

累人的一天终于结束了，正准备放松躺倒。回到家，把包往门口一丢，直奔卧室换衣服。你抓起柔软的睡衣，把脱下的衣服往床上甩去。然后直奔遥控器，调到自己最爱的……哎，那是什么？内衣上是有一块污渍？是血吗？我得乳腺癌了吗？？？

有时候，比起天赐的祝福，乳房更像是一种诅咒。在成年以后的时间里，很多女性都忍受着背痛、年度乳房X射线、时不时的癌症恐慌以及无数个夜晚迷茫无神的双眼——只为了给新生婴儿提供几个月的奶水。

但是，如果明明没有婴儿，奶水或者其他液体还是从乳头里溢出来呢？是该静候几天，看它会不会自行消失，还是迅速进行X射线或者超声检查呢？

吃下定心丸

对象总是在上了二垒之后就停在那里。如果乳头在性行为中反复被刺激，身体可能会误以为有婴儿要喂奶。任何一个经济系毕业生都能告诉你，供给会响应需求。当大脑相关区域被刺激时，会分泌一种激素叫催乳素，使得奶水从双乳溢出。（懂了吧？催乳=催生乳汁。）[1]让你的对象去玩点其他东西，具体的细节就自己琢磨吧。如果溢乳超过1—2周，请去看医生。如果溢乳只从一边乳头出来，也有可能是那一侧乳房里有异常的增生，例如癌症。

你在60年代[2]烧掉了自己的内衣，从此再没买过。如果乳头在T恤里频繁移动，摩擦到布料，大脑也可能会误以为是婴儿在吮吸。（这是种非常原始的反应。）哪怕是松垮的内衣或者乳钉都会刺激到乳头，以至于奶水溢出。再次强调，奶水应该两侧都有，因为大脑不会选择性接收信号。如果你买了内衣，还是持续泌乳，请去看医生。

最近接受过胸部手术，或者发生过烧伤或其他外伤。如果近期有人用手术刀问候过你的胸部，你最不愿面对的后遗症恐怕就是乳头分泌物。不幸的是，神经系统里的线路可能会被弄岔，导致大脑误以为胸部的疼痛是乳头被吮吸。（对天发誓，这不是我们在瞎编。）如前文所述，大脑负责泌乳的区域会被激活，你可能会发现两侧乳头都有分泌物。"乳"实（不好意思，嘴贫管不住了）告诉你的医生就行了。

你怀孕了。孕期的最后几周，可能双乳都会有奶水分泌，那是因为你的激素开始赶进度了，把这个当成热身运动就行了。不过有些女性会发现自己有带血的分泌物，尽管这种现象也可能是正常的，多半是由胸部急速增大和充血造成，你还是应该让医生知晓。

---

[1] 催乳素英文原名为Prolactin，可视为由催生（Promoting）和乳汁（Lactation）组合而成——译者注。

[2] 1960年代是美国嬉皮士运动的高峰期，很多女性以抛弃内衣的形式来响应自由解放的号召——译者注。

挂号求医

仅一侧乳房有分泌物。这种现象意味着那一侧乳房有具体的问题，而不是大脑控制奶水的区域出现了误判。要说潜在原因，从不重要的增生到成熟期的癌症都有可能。根据年龄和用药史，你可能需要做乳房X射线、乳腺超声。医生也可能会注射一些造影剂到乳头部位，这样乳腺在扫描中就清晰可见了。

一侧乳头周边有皮疹或者发红。乳头或周围已结痂的皮肤感染，偶尔可能导致渗出脓状的分泌物。如果同时还伴有高热和头昏的症状，请立刻联系你的医生（或者去急诊中心），因为感染很可能已经扩散到了血液里。另一个更少见但是更值得担心的病叫作佩吉特病，这是一种乳腺癌，初期会在乳头周围出现粗糙、疼痛的皮疹，也有可能伴随分泌物。佩吉特病与皮肤感染很难分辨，医生可能会开抗菌或类固醇药膏来治疗皮疹。如果皮疹一周内不见好转，也许需要活检来看看是否有佩吉特病的征兆。

你正在服用针对精神分裂症或者周期性恶心和腹痛症状的药物。治疗精神分裂症的抗精神病药物（例如氟哌啶醇/好度、羟哌氟丙嗪/氟奋乃静和利培酮/维思通）以及治疗恶心的常用药物（甲氧氯普胺/胃复安），会扰乱大脑中的正常信号，导致催乳素的分泌，有些患者会发现奶水从两侧乳头泌出。让你的医生知悉即可，如果实在非常困扰生活，可以试试其他的剂量或者药品。（但请不要自行换药。）如果只有一侧乳头有分泌物，则需要接受更详细的检查来确认不是乳腺癌。

你很疲倦，而且便秘，最近体重也增加了。首先，你不是一个人。其次，如果这些症状都是新发生的，你可能是甲状腺有问题。甲状腺负责帮助身体调节新陈代谢，当其疲乏时，整个身体也会慢下来，同时也常见体重增加的现象。在罕见的病例中，功能失调的甲状腺会影响到大脑控制泌乳的区域，导致释放催乳素，结果两侧乳房发生泌乳。医生会检查你血液中的甲状腺激素和催乳素的水平。

你是男性。男性泌乳绝对不正常。（最接近正常的也就是罗伯特·德尼罗在《拜见岳父大人》里戴的假乳房了吧。）如果你发现自己的乳头有分泌物，请去看医生并要求做血液检查和乳腺超声。

你没怀孕，一直在尝试但还没成功。很多女性在分娩后都会经历一段短暂的、无生育能力的时间，这是催乳素水平高所导致的。（大自然希望你放松自己。）但是，并非新手妈妈的女性可能也会经历催乳素水平异常增高，导致不正常的生理期、不孕不育以及泌乳。如前文所述，乳头刺激和某些药物也可能导致催乳素水平升高，但是另一个常见的原因就是大脑负责泌乳的区域（脑下垂体）有肿瘤。如果催乳素水平很高，但没有明显的原因，医生会做一个脑部MRI来确认诊断。

你有频繁头痛和管状视力的症状。一个脑下垂体的肿瘤可以产生催乳素，并导致前文提到的那些症状。如果肿瘤足够大，也有可能导致头痛，压迫周边连接脑部和眼睛的神经，导致管状视力。因为肿瘤不会扩散到其他器官系统（非恶性），你应该可以用药物来治疗它。但是如果它的体积一直保持较大的状态，则需要被移除。因为脑垂体位于大脑表层的下面，可以通过鼻孔来手术移除肿瘤，不需要打开颅骨。厉害吧！

阴道出血和分泌物
VAGINAL BLEEDING AND DISCHARGE

特约编辑:

蒂莫西·莱兹(医学博士、美国妇产科医师学会成员)

TIMOTHY RYNTZ, M.D., F.A.C.O.G.

不论好坏，子宫是唯一一个理应周期性出血的器官。在大概40年的时间里，子宫像发条装置一样规律地释放自己，它每个月的自我清洗有时候让人恼火，有时候让人恐惧，有时候甚至会让人如释重负（如果避孕措施不够完美的话）。

　　对于大部分女性而言，正常的生理期每4—6周发生一次，每次持续4—7天。但是有时候，大姨妈会过期滞留，或者让你怀疑是不是有个水坝在里面决堤了，小溪都成了洪水。在某些病例中，会出现无规律出血的症状，也会有看上去绝对不是血的分泌物跑出来。以上种种都会让你诅咒自己的运气，并质疑这个世界究竟是怎么了。

　　首先，让我们看看这整套系统。大部分出血都是从子宫开始的，阴道通过子宫颈连接到子宫，子宫颈是一个很小的、环状的通路。每个月，子宫壁都会变厚以应对潜在的怀孕可能，但是如果卵子（又）被放了鸽子，子宫就会把变厚的壁给处理掉，重新开始。

　　有时候会有异常的增生出现，它们完全无视每个月的规律和月经周期。另外，非血液的分泌物也有可能是感染的征兆。

　　如果出现了异常出血或者分泌物，是应该等几天看看能否自行恢复？还是插上根棉条继续生活？还是直奔妇科医生处，来一套全面的子宫检查？

吃下定心丸

你发现自己内裤上有泛白的分泌物，但是阴部没有任何疼痛、瘙痒或者灼烧感。在两次生理期之间，阴道和子宫颈会产生正常的分泌物，其中包括黏液和死亡的细胞。正常情况下每日不应超过1茶匙，也就是足以在内裤上留下痕迹，但不会更多了。如果同时没有阴部疼痛和瘙痒的现象，不用去担心它。

你最近用上了宫内节育器，现在出血量增多了。你现在怀孕的概率大大降低了，但子宫可能不喜欢这个新住客，并在生理期的时候表达自己的不满。不含激素的带铜宫内节育器（IUD）经常会引起月经量增多，而含有激素的IUD（曼月乐、斯凯拉或利乐塔）会在一开始增加月经量，但最终延缓生理期（甚至有可能停掉它）。

你生理上仍有可能怀孕。如果年龄在60岁以下，过去9个月有过性生活，那么稍等，不要翻页，请在考虑其他任何病因前，去买根验孕棒。正常和异常的怀孕，都有可能引起阴道出血和分泌物。

挂号求医

阴道有瘙痒或灼烧感，并且伴随黏稠的白色分泌物。可能是酵母菌感染，导致了阴道疼痛、瘙痒以及貌似松软干酪（以后再也不想吃了吧）的黏稠分泌物。抗生素可能会因为杀死了正常的、有益的阴道细菌，从而引起酵母菌感染，患有糖尿病的女性则风险更高。医生可以通过检测分泌物来确诊，一片简单的抗真菌药就足以大扫除了。如果有过酵母菌感染，并且很肯定这次也是同样的套路，可以直接去药店买抗真菌阴道凝胶就行，这个药不需要处方。

分泌物呈水状，颜色是灰色或者绿色的。你可能是患上了阴道滴虫病，或者细菌性阴道炎。

阴道滴虫病，坊间人称"滴虫"，会产生气味难闻的分泌物，并伴随阴道瘙痒或灼烧感。抱歉让你面对这个事实，但这确实是一种性传播感染，医生会通过检测分泌物来确诊。坏消息是你需要用到抗生素，你的对象也是（除非这感染是回旋镖，从你身上反弹到自己阴道里）。编辑短信吧，祝你好运。另外请注意，被感染的男性通常是没有症状的，所以哪怕他们那玩意儿感觉很正常，也应该接受治疗。

细菌性阴道炎则是在阴道的正常细胞失去平衡时发生的，通常不像滴虫病那么让人不适。这种病特别常见，不过大部分女性都没有任何症状。但是少数患者会有稀薄的灰色分泌物，散发出死鱼的香气。性行为之后，这种气味会愈发浓烈，可以趁着对象找毛巾的时候，赶紧点燃香薰蜡烛。与滴虫病不同，细菌性阴道炎不会引起阴道疼痛或者瘙痒。如果内裤闻起来像午后烈日下的渔人码头，请让医生检查你的分泌物。治疗方式主要是抗生素。（男性性伴侣不需要治疗。）不幸的是，治疗失败非常普遍，这种病会"常回家看看"，所以可能需要使用超过一个疗程的抗生素。

月经量大且痛经。可能是子宫壁有异常增生，叫作子宫肌瘤。

子宫肌瘤特别常见，尤其是在非洲女性中。这并不是癌症，也就是说不会扩散到子宫之外，而且通常不会引起任何问题。但是在部分女性中，会发生月经量大和隐隐的盆骨疼痛。有时候子宫肌瘤会长大，直到挤压周边器官的程度，例如膀胱（导致尿频）或者肠道（导致便秘），子宫内部的子宫肌瘤则可能导致不孕不育或流产。

　　医生可以通过超声来确诊。如果出血是主要问题，口服短效避孕药和其他药物可以有所帮助。如果子宫肌瘤非常影响生活，药物也没有起作用，可能需要手术来缩小或者移除它。有时候医生可以简单地注射化学物质到子宫的血液供给中，让肌瘤缩小。在某些病例中，则需要部分甚至完全摘除子宫。具体的方案将根据子宫肌瘤的大小和你的怀孕计划来决定。

　　在剖宫产后，生理期变长。剖宫产手术需要打开子宫，来释放你人生的那一小团喜悦。但是有时候，这个手术会在子宫内留下永久的裂缝状区域。在月经期间，血液会凝聚在这里然后多漏出来几天。这种现象很烦人，但并不危险，可以通过超声确诊。如果未来还有怀孕计划，医生可能会建议缝合这个裂缝。

　　在阴道性交后，发现血渍。如果对象对待你的女性部位，仿佛特种部队破门而入，你可能有时候会发生轻微的流血和酸痛。但如果长期在性行为后出血，则可能是有感染，甚至肿瘤。这种异常的细胞是十分脆弱的，容易在任何形式的重复接触（哪怕是最轻柔最润滑的那种）后流血。如果你已经绝经，正备受阴道干涩的折磨，则可能是因为过度摩擦（请查阅171页的"便捷参考"）而产生了绝经后的出血症状。请找妇科医生做一套全面的检查。

　　经常在月经间隔期出血。如果只是最近几次的月经间隔期内出血，其原因可能完全无害，因为确实有一部分女性的子宫不能在一个周期内完成清理。但是另一方面，也有可能是一个异常增生导致了周期外出血。你应该让妇科医生进行全面检查，以排除危险情况。

你以为更年期已经过去了，但是自己还在出血。从正常生理期到更年期的转变，很少是一瞬间的事情。生理期一般会降到几个月一次，甚至在停止前变得很不规律。但是如果已经进入更年期好几年了，阴道出血就值得注意了。如果同时也有阴道干涩和疼痛的症状，那么出血可能是自然润滑液不足和过度摩擦导致的。这种现象叫作外阴萎缩，在老年女性中常见，而且很容易治疗（请查阅第171页的"便捷参考"）。如果没有阴道干涩和疼痛，那么出血则可能是因为肿瘤或者其他异常增生，应该去妇科医生处进行全面检查。

你的月经量总是很大，但除此之外子宫好像并没什么问题。如果总是用完整盒的特大号棉条，但妇科医生又找不到任何问题，你可能患有血凝固障碍。要是有过拔牙或其他手术后大量出血的历史，那这种诊断的概率就更大了。医生可以通过简单的血液测试来发现大多数的血凝固障碍。

有阴道分泌物，并伴随剧烈的盆腔痛。你可能是生殖系统（子宫颈、子宫、输卵管）感染，也就是盆腔炎，这种病会导致分泌物甚至流血。另一种值得担忧的可能性是宫外孕，即受精卵在子宫颈或者输卵管上着床（而不是子宫），结果很快就没有成长的空间了，从而导致疼痛和出血。如果当天挂不上妇科医生的号，或者痛得难以忍受，应该去急诊。

直奔急诊

你的出血量很大，头昏眼花，在站立的时候尤甚。这种时候流血的原因已经不重要了，更要紧的是继续出血导致血压下降的话，可能会危及生命。如果棉条或者卫生巾都浸湿得很快，并且感觉十分头晕，一定要去急诊室。你可能需要输血，以及/或者手术止血。

阴道干涩与性交疼痛

阴道干涩，也叫萎缩性阴道炎，是一种令人困扰的疾病，主要是由于雌激素水平低而导致的。事实是，几乎一半的女性在绝经后都会经历阴道干涩。另一常见的原因则包括哺乳、手术摘除卵巢以及某些药物（例如治疗子宫内膜异位的亮丙瑞林/利普安，治疗月经不调的甲羟孕酮/甲孕酮，部分口服避孕药，以及苯海拉明/苯那君一类的抗组胺药物）。

阴道干涩的主要表现包括性交疼痛（性感不快）、事后流血（因为过度摩擦）以及阴部瘙痒和灼烧感。因为失去了保护性的黏液和分泌物，阴道在清除细菌上也会变得效率低下，导致细菌入侵尿路的可能性增加。

目前有很多适用且有效的治疗方式，所以不要认为阴道干涩是一种不可避免的老化过程。首先，非处方的选择就包括润滑剂（例如艾丝兰和KY水性润滑剂），这些药是在性行为前使用的。另外是阴道保湿剂（例如卫姿丝和雷波仑），可以提供更持续性的解脱。如果雌激素不足是潜在的病因，医生可能会建议含有雌激素的治疗办法，最常见的包括霜剂（例如雌二醇）、阴道栓剂（例如Vagifem）以及一种阴道环（雌激素阴道环）。有些女性更倾向于使用雌激素片剂或者贴片，但是这会增加整个身体的雌激素水平，所以我们不建议有乳腺癌或者血栓历史的患者使用。

请注意，除了阴道干涩外还有很多原因会引起性交疼痛，包括感染、结构异常、子宫内膜异位（查阅第122页）、神经疾病、外伤史（例如手术）、焦虑、抑郁以及性虐待史。比起因为这些症状而独自痛苦，或者企图默默地自行解决，找妇科医生做全面的检查总是更好的选择。

PART

5 男性部位

GENTLEMAN PARTS

精液带血

BLOOD IN SEMEN

我们很少有机会能好好看看自己的精液……但如果找到了这个机会，可能也会因所看到的而产生困扰。那是……血吗?! 一切都完了，是不是? 该斩断情丝了，是不是? 最起码也会损失一个睾丸，是不是?!

稳住! 你不会出血至死，也（可能）不会失去一个睾丸。

精液里主要是精子，以及来自前列腺及睾丸和阴茎之间其他腺体的液体。精液里带血，被称为血精，尽管看上去很恐怖，但通常并没有什么值得担忧的。在很多病例中都是前列腺或者阴茎的毛细血管爆裂所导致的，会自行痊愈。但是少数时候，血精可能是感染甚至癌症的征兆。

所以，我们应该忽视血精吗? 肯定不能。（也没觉得你会。）但是它值得我们穿上裤子，去见医生吗?

吃下定心丸

只发生了一两次，然后就不再出现了。可能是某个地方爆裂了一根毛细血管，然后自行愈合了。没关系，不重要，你可以继续开心玩耍了。

你就像黄石公园里的老忠实泉一样。如果一天"喷发"好几次，可能会耗尽那根管道，并导致出血。这意味着你应该慢下来，寻找一下其他的兴趣爱好。（我们听说针织很好玩，并且可以让你的双手保持忙碌！）

最近做过输精管切除术。刚刚经历了输精管切除术的磨难，现在又要面对在精液中发现血的恐怖折磨。你瘫倒在贵妃椅上，叹了口气，问苍天："咋还能越来越难呢？"约伯[1]，请放松。在输精管手术后几周，在精液里发现血都是很正常的。让你的泌尿科医生知悉就行，不必恐慌。如果在小便时有疼痛或灼烧感，则可能是感染了，需要更加紧急的治疗。如果同时还有高热、头昏眼花的症状，那你可能是严重感染，需要去一趟急诊。

你在不久前做过前列腺穿刺。小知识：前列腺生产了绝大部分的精液。（而睾丸占据了所有的名誉！）那么前列腺在插入活检针头、取出一小片组织后，不该有血的地方出现了血，你应该不觉得意外吧。让你的泌尿科医生知悉就行了。

你本来就患有前列腺癌。如果患有前列腺癌，尤其最近还经历了手术治疗，那么在精液中发现血就不用太意外。安全起见，应告知你的医生。

---

[1] 圣经里的人物，后人用他的名字喻指最有忍耐力的人——译者注。

挂号求医

小便时有灼烧感，而且阴茎有分泌物或者阴囊疼痛。你可能是下边有感染了，根据具体的位置，感染可能被称为尿道炎（如果在尿道，也就是阴茎里的那根管道）、前列腺炎（如果在前列腺）或者附睾炎（如果在附睾，也就是睾丸顶部那片储存精子的区域）。你可能需要一个疗程的止痛药，以及/或者抗生素。如果这些都没有效果，做了扫描也没出现任何可疑的结果，你可能是得了一种罕见的疾病，叫作慢性非细菌性前列腺炎，也被称作慢性骨盆疼痛综合征，常见的症状包括小便疼痛、尿意频繁、射精疼痛以及勃起困难。尽管病因和理想的治疗方式都尚不明确，医生可以开一些消炎药和受体阻滞剂来治疗。

你正在服用血液稀释剂。血液稀释剂例如华法令阻凝剂/可迈丁、阿哌沙班/艾乐妥、利伐沙班/拜瑞妥、达比加群酯/泰毕全以及阿司匹林，都有可能导致精液带血。有时候出血是源自爆裂的毛细血管没有如往常一样快速愈合。但是在部分病例中，血液稀释剂会引起隐藏的肿瘤出血。（通过及早地揭示了这个诊断，这种药物也许救了你一命！）

上述描述都不适用，同时你的年龄超过了40岁。你已经看到了这儿，还是没找到符合自己症状的描述，我们很抱歉。但是，你应该去做检查，因为还有可能的病症包括感染、前列腺结石、癌症、血管畸形等等。医生会伸一根手指进入你的直肠，来检查前列腺是否有肿瘤（只要放松，就不会感觉很糟），并检测尿液看看有没有感染，还要检查一种叫前列腺特异性抗原（PSA）的化学物质含量。如果还是找不到病因，就需要对前列腺和睾丸进行影像检查。

直奔急诊

骨盆或阴囊有剧烈的疼痛感，并伴随发热、寒战以及/或者头昏眼花。你的前列腺或者睾丸可能有严重的感染，如果不能在几小时内挂到医生的号，应该直接去急诊。你需要进一步的检查，也许还得紧急使用抗生素。

睾丸肿块

LUMP ON YOUR TESTICLE

睾丸会产生精子和基本的雄性激素，例如睾酮。我们平时会对打喷嚏的人说"保佑你"，但对快要咳出肺来的人却没啥说法，这就是生活，我们盲目地接受了奇怪的睾丸，从不质疑它们。为什么它们要住在身体之外的小口袋里呢？难道不危险吗？为什么女性没有一袋子卵巢挂在两腿之间呢？为什么每当我们问起这些问题，大家就不回短信了？

　　最佳的解释就是比起身体的其他部位，睾丸喜欢凉快一点的温度。没错，阴囊的表皮很薄，血管挨着表面流动。这两个因素都会让热气消失在周围的空气里，但是且慢，睾丸没要求冷藏啊！如果你穿着雪地靴和浴袍出去瞎晃，睾丸就会像磁铁一样紧贴着你的身体，试图找回一点热气。

　　因为睾丸挂在体外，男人们经常能发现其表面的异常情况。有些医生建议男性至少每月检查一次自己的睾丸，尽管可能过于频繁（而且谁有那么多时间？），但至少也应该每年自我检查4次。在热水澡后检查最简单，因为这时候它俩很放松，可以任君摆弄。除了连接身体的那一部分，每个睾丸的表面都应该是光滑的。

　　如果你感觉到一侧睾丸有个肿块，但另一边没有，这是不是就意味着你得了癌症？需要像做了绝育手术的狗一样，装一个假睾丸吗？

挂号求医

睾丸上有虫子一样的腺体。这些肿胀的管道真的就是肿胀了的血管，正在耗尽睾丸。当你还是个胎儿时，睾丸其实是在腹部里的，后来才跑到了裆部。因为这段奇幻的生长旅程，睾丸的血管在体内有一条长长的、蜿蜒的进程。结果就是血管很容易在骨盆某处被压迫到，到了阴囊的位置就变得充血和饱胀。在某些病例中，肿胀的血管会有疼痛感，或者让睾丸变得太温暖而无法产生精子。如果肿胀的血管导致了任何问题，都可以通过手术来修复。

睾丸顶部有个软的肿块。睾丸的顶部有个结构叫作附睾。除了负责在单词比赛里毁掉孩子们的梦想之外[1]，附睾也会为睾丸储存精子、准备射精。有时候附睾的一部分会不明原因地变大，这种症状并不危险，很少需要治疗。不幸的是，由于大部分人无法准确地识别睾丸的顶部，再加上睾丸癌有时可能在同样的位置发病，所以需要做个阴囊超声来确认诊断。

咳嗽的时候那个凸起部分会变大。你有没有被要求脱下裤子、转头咳嗽过？（如果有，希望是被医生要求的，而不是海关人员。）这是一个简单的步骤，用来检查疝气，也就是一圈不小心从腹部掉到阴囊的肠子。每当咳嗽时，隔膜会把内脏往下推，强行把疝气挤

---

[1]　附睾的英文为"epididymis"，较难拼写——译者注。

到阴囊更深处，结果就是凸起处会变得更大。如果疝气总是很痛，或者无法用手指暂时从阴囊推出去，则应该使用手术治疗。如果凸起处变得十分疼痛，可能是疝气扭曲了，无法接收到足够的血液，这种情况下应该直接去急诊。

　　睾丸上有个坚硬的肿块。你需要超声检查是否为癌症。不要试图忽略这个问题，仅仅祈祷它自行消散。如果发现得早，睾丸癌是完全可以治疗的，但是发现得太晚则可能致命。确诊的平均年龄是30岁前半段，所以不要因为自己年轻又一直比较健康，就轻易放过任何症状。

睾丸痛

大多数男孩都会在小学体育课上认识到，睾丸是极度敏感的。一次对准两腿间迅猛的攻击，就能让对方好几分钟都失去行动能力——不然呢？大自然希望你搞清楚，这俩挂件是非常重要的，你应该好好对待它们。

但要是睾丸自身出现了痛感怎么办？是要蜷成一圈等它平静下来，还是祈祷老天干脆让你痛昏过去算了？

事实上，突发的睾丸痛可能真的是一场危机。有时候分布在阴囊部位的血管会弯曲扭结，如果不能迅速恢复，就可能无法输送血液到睾丸，导致睾丸本身极度疼痛并最终死去。一旦痛感开始，倒计时也开始了。如果不能立刻拯救睾丸，它们就要被手术摘除。曾有伟人如是说过，时间就是睾丸。

更平缓一点的突发性疼痛和肿胀，则可能是附睾感染。这个部位在睾丸的顶部，是用来储存精子的。附睾感染被称为附睾炎，通常是从性传播的衣原体或淋病感染而来。（在第二次约会前，不如先解决这个问题？）在年纪较长的男性以及肛交时处于插入位置的男性中，引起尿路感染的细菌（如大肠杆菌）也有可能导致睾丸炎。不管是怎么感染的，治疗都得用抗生素。

勃起功能障碍

ERECTILE DYSFUNCTION

柏拉图曾说过，阴茎就像一只公猫：白天藏得很深，但一到晚上就迫不及待地出去玩；渴望关注，但在陌生人面前又性情多变；宣称自控力强，但其实就是随心所欲。（别当真，柏拉图没说过。）

勃起功能障碍，意味着无法完成或保持能够插入的勃起状态。相关的问题包括性欲减退和不按计划的射精——要么太早，要么完全射不出来。这些问题经常导致很多男性与性伴侣经历羞耻、焦虑和抑郁的折磨。

在1998年，伟哥这类药物的问世是革命性的，不仅给很多男性带来了简单的解决方案，还挑起了一场关于勃起问题（和鲍勃·多尔[1]的阴茎）的新讨论。一夕之间，在这些问题的讨论中，幽默似乎代替了沉默，有勃起功能障碍（后被称为"ED"）的患者发现自己并不孤独。

当然，还有很多男性仍然被勃起问题困扰着，不仅因为他们用那根杆子的硬度来评判自己的男子气概和自我价值，更因为他们（很正确地）恐惧自己的症状可能是严重疾病的征兆。

---

[1] 美国政治家，曾代言过伟哥——译者注。

那么，该如何面对那根晃来晃去的东西呢？需要在上甜点前吞一片药吗？要像电视里一样躺在双人浴缸里引诱自己的伴侣吗？还是有其他更简单的办法来恢复往日雄风？

吃下定心丸

能够勃起，只是时候不对。所以，你已经安全度过领取"好人卡"的时期，经历了几次约会，并自信地决定在自己家里来一杯餐后小酒。衣服逐渐褪下，心脏怦怦直跳，正当你默默脱下自己的设计师款短裤时，有一条吓坏的小虫在双腿间摇晃。但是，等等，今天早上醒过来的时候，那里明明可以挂面旗子！这就是勃起功能障碍最常见的情况之一——勃起表现性焦虑，几乎能发生在每个男人身上。这个情况的风险是会进入恐惧的死亡循环，也就是说，这一次失败的性尝试会导致下一次约会里的焦虑，然后又导致另一次失败，以此类推。你必须找到自己的禅之时刻，打破这个循坏。可以用自慰来向自己证明那玩意儿还能使，也可以通过一些平淡的、前戏不那么惊险的性行为来慢慢恢复。别担心，就像很多同样面临这个问题的人一样，你很快就会恢复正常。

你就是个活烟囱。在20多岁和30多岁的男性中，抽烟是引发勃起功能障碍的首要原因之一。尼古丁会损害阴茎里的血管（以及身体的其他器官），导致勃起困难。下次当你看到一支烟时，想想你的阴茎：也许现在看起来既坚硬又修长，一旦你点燃那根烟，它就会变得萎缩、衰弱。幸运的是，如果你戒掉这个坏习惯，阴茎大概率也会恢复正常。

你正在为了下一届环法自行车比赛训练。尽管对心脏很有好处，但是自行车可能会给会阴（阴茎与肛门间那一小块地方）的神经带来令人不适的压力，导致麻木和勃起功能障碍。只有在每天花好几小时坐在那个坚硬的橡胶座儿上，你才会遇到这个问题，所以不如试试软一点、宽一点的车座。当然，这是基于你没有像阿姆斯特朗一样使用合成类固醇（也会导致勃起功能障碍）的假设。如果症状在离开自行车座几周后还没有恢复，开车（不要骑车）去找医生。

你正试图成为下一个休·海夫纳（但没有成功）。没有成为想象中的花白种马？当你年岁渐长，力比多（性欲）的流失是很常见的，有时候也会遇到勃起功能障碍。到了40岁，40%的男性都会经历勃起问题。如果你已经年逾半百，还想过20岁年轻人那种整晚的夜生活，应该对自己稍微降低点儿期待。另一方面来说，如果发现自己的表现或者欲望突然下降，或者勃起功能障碍影响了生活质量，请继续往下读。

挂号求医

有一段时间没看过医生了。勃起问题可能是高血压、高胆固醇和糖尿病的初步征兆，也可能是来自心脏病的警告，堵塞心脏动脉的原因也可能以同样的方式堵塞通往阴茎的动脉，使其无法完全充血。让医生知晓勃起问题，他们可能会进行详细的检查。如果有必要的话，西地那非/伟哥、伐地那非/艾力达以及他达拉非/希爱力这一类的药物可以帮助打通这些动脉。如果感觉自己比较抑郁、兴致不高，你可能是睾丸酮水平低。医生应该会通过血液测试来检查睾丸酮水平，有必要的话，会使用睾丸酮补充疗法。

你拥有一对"爱的把手"。除了被取错名字之外（真的有人喜欢在性行为过程中抓住那个部位吗？），过量的腹部脂肪通常也与雌激素水平高有关，后者可能会导致勃起功能障碍。减轻体重、加强锻炼就可以改善勃起问题和力比多。（这是件好事，因为崭新的、修长的你会在酒吧感觉更加自信。）但是与此同时，医生可能也会检查其他与肥胖相关、可能损害阴茎供血的问题——例如高血压、高胆固醇以及糖尿病。

不是我的问题，是药的问题。很多药物会影响力比多和勃起能力。最常见的是5-羟色胺选择性重摄取抑制剂，或称为SSRI，是用来治疗抑郁的（举例而言，舍曲林/左洛复，氟西汀/百忧解，帕罗西汀/赛乐特，西酞普兰/喜普妙，依他普仑/立普能）。好几种血压药也可能导致勃起问题，最常见的就是β受体阻滞药（阿替洛尔、美托洛尔和其他以"洛尔"[1]结尾的药）。像前文说的那样，在停吃任何药之前请咨询你的医生。（此处提一句，尼古丁、酒精也有可能搞坏你的丁丁。）

就像高品质的间谍惊悚片一样，阴茎有时候也突然急转直下。阴茎海绵体硬结症，意味着勃起的阴茎弯曲度不正常，每20个男性中就有1个会发生这种情况。这种病是由于阴茎反复发生了小型外伤性损伤，而造成的可怕后果。（顺便一提，不一定要捆绑玩法那种程度才会受到这些外伤，几次错误的推拉也有可能造成同样的后果。）这种弯曲可能在勃起时会引起疼痛，并导致无法完成性交。请去泌尿

---

[1] 英文名以"lol"结尾——译者注。

科咨询治疗方式，可能包括注射移除瘢痕组织（并没有想象中那么恐怖）。

在大小便以及/或者射精时有灼烧感或痛感；总是想要尿尿；无法保持尿流。你可能是患上了慢性非细菌性前列腺炎（也被叫作慢性骨盆疼痛综合征），这是由于前列腺及连接膀胱和阴茎的通道受到感染导致的。医生很可能会开消炎药以及受体阻断剂，来帮助减轻症状。尽管益处并不明确，开一些抗生素也是有可能的。

直奔急诊

你患有镰状细胞疾病，并发生了持续很久的勃起状况（在没受到刺激的情况下超过2小时）。务必在永久性的损伤发生前，赶紧去急诊看病。持续很久的勃起在医学上叫作阴茎异常勃起（Priapism），是取自负责生育的希腊之神普里阿普斯（Priapus），后者的裤裆总是支着帐篷。这种病特别常见于患有镰状细胞疾病的男性，因为他们的血红细胞异常弯曲，可能堵塞阴茎中的血管，阻止正常的引流。

你正在服用治疗勃起功能障碍的药物，现在发生了持续很久的勃起。没仔细看那些电视广告吗？这类药物有可能引起阴茎异常勃起，你应该赶紧去急诊以免发生永久性损伤。其他有可能引起持续性勃起的药物包括氯丙嗪/冬眠灵以及其曲唑酮（分别用来治疗精神错乱及抑郁）。

控制不住你自己

　　早泄是一种特别常见的问题，总是造成痛苦与难堪。不过确实，如果你的火箭在衣服都还没脱完的时候就发射了，估计很难给伴侣送上一次满意的性体验。

　　好消息是，大部分男性只要执行以下步骤，就能坚持得更久。首先，试着在前戏投入多一点——不仅因为前戏能让你的伴侣高潮，更因为低强度的刺激可以让自己的精神放松，使得那位小小伙伴不会过于敏感。也可以试试性行为前几小时自慰一次，这样你的坦克就不会处于过度蓄势待发的状态。如果都试过了，但还是结束得太快，不如用厚一点的避孕套（而不是隐形或者肌肤感强的款式）。如果这样还不行，试试那些含有少量麻醉剂的避孕套或者喷雾，以降低阴茎的敏感度。

　　万一以上所有方法都行不通，请咨询医生关于5-羟色胺选择性重摄取抑制剂（SSRI）的信息。这种药物一般用于治疗抑郁，但是副作用是导致射精延迟。这也正好是你想要的那种副作用。

PART

6 厕所里的
麻烦事儿

BATHROOM TROUBLE

尿液带血

BLOOD IN YOUR URINE

在医学院的神圣殿堂（以及厕所）中，大家普遍认为健康的尿液应该清澈到可以隔着它阅读新闻。这种说法，不是让你真的往报纸上小便（尽管最近的新闻容易让人产生这种冲动），而是说一支装着尿液的试管应该是透明的。如果是深黄色的，你可能是脱水了。不妨多喝点水，直到尿液清澈到掉在马桶里的手机屏幕也能看清楚。

　　但是，如果尿液是粉红色、橙色、红色或者棕色的呢？是因为血吗？你应该抓狂吗？

　　尿液中带血的医学名词叫"血尿"。好消息是，变色最厉害的尿液往往不含真正的血液，而是一些食物和药物的副产品使其看上去像血液。如果尿液检查中发现了真正的血，但找不到直接原因，下一步就是寻找源头，主要的可能性包括肾脏、膀胱以及（男性而言）前列腺。

　　所以，我们该如何解决这个问题呢？狂喝水并祈祷自己的尿液被净化？还是带着装满尿样的保温瓶直奔急诊室？

吃下定心丸

刚刚吃过甜菜沙拉或者罗宋汤。甜菜在你的晚餐中占据了一个相当健康的比例，但在瘦到可以摸着后背之前，会先发现自己在尿血。只要看看厨房里的砧板，就会对事情的真相有所领悟。

甜菜里的天然色素，会给任何碰到的东西上色。曾经连续好几个世纪，甜菜都被用来给衣服染色（看来紫红色一直很流行），直到今天，还被用来给食物上色。所以吃过甜菜后，有一些色素会被血液吸收，给尿液也上了色。没被肠道吸收的血液最终会出现在你的便便里，把它也变成深红色。

有趣的是，患有缺铁性贫血的人更容易把甜菜色素吸收到血液中，所以如果你感到呼吸短促，并发现甜菜把尿液变得异常紫红，则应该去检查是否贫血。

又到了每个月的那个时候。在绝大多数情况下，你的尿液可能只是被经血污染了。有时候一两滴经血掉在马桶里，就能给整个池子上色，或者是有血液跑到了尿道口，在尿液排出时沾了上去。在罕见的病例中，女性能在膀胱里长出子宫组织，这叫作子宫内膜异位（查阅122页），也会导致经期血尿。

你正在服用非那吡啶/马洛芬治疗尿路感染。这种药会缓解因膀胱感染而带来的刺痛感，而作为赠品，它会让尿液变成橙色或者红色。可能会搞脏几条内裤（不如那一周就穿黑色内裤），但是你其实没有流血。

你正在服用利福平。这种药是用来治疗耐甲氧西林金黄色葡萄球菌和肺结核这类严重感染的，它有一种奇怪的副作用，就是把所有身体的排泄物都变成橙色。没错，橙色尿液、橙色唾液、橙色眼泪，甚至橙色汗液。可以试着恶搞你的朋友们，说自己被恶魔附身了（他们可能也不会意外）。

刚跑完马拉松。几乎每4个人里就有1个会在高强度有氧运动后经历血尿，例如长距离跑步或游泳。医生们也不清楚原因，但是跟慢性的肾脏问题并没有关系。不过，如果肌肉在高强度运动后真的非常疼痛，你可能是患上了另一种病，叫作横纹肌溶解（肌肉分解）。受损的肌纤维会释放出化学物质，使得尿液变成棕色，也会导致肾脏衰竭。这种病很严重，需要去一趟急诊。

挂号求医

最近喉咙一直很酸痛。喉咙酸痛的一种罕见并发症，是自体免疫攻击肾脏，肾脏会觉得："你干吗把这些东西搞到我们这里来？"从喉咙开始酸痛数日或数周后，肾脏问题就会开始发作。最严重的病例还会发生脸部/腿部肿胀、高血压以及肾衰竭。幸运的是，这种并发症非常罕见，更可能是你明明吃了甜菜但自己又忘记了。

你看上去就像米其林轮胎人。血尿和身体肿胀（尤其是面部和腿部）的组合，是肾脏受损的强烈信号。挣扎中的肾脏无法快速地排出液体，以至于液体都跑到了皮肤下面。同时，肾脏也无法把血液排除在尿液之外。你需要一次紧急的检查来识别病因，并进行治疗。

你服用了大量的止痛片。如果长期、大量服用被称为"NSAIDs"

的止痛片（布洛芬/艾德维尔/美林，甲氧萘丙酸/萘普生/消痛灵，阿司匹林），可能会造成严重的肾脏受损。在某些病例中，最初的症状就是血尿。如果是备受慢性疼痛折磨的人群，请咨询医生以找到既安全又有效的长期治疗方案。

你服用了血液稀释剂。如果有心脏疾病或者血栓的历史，你可能正在服用华法令阻凝剂/可迈丁、阿哌沙班/艾乐妥、利伐沙班/拜瑞妥或者达比加群酯/泰毕（或是相关的药物例如替格瑞洛/倍林达，普拉格雷/普拉格雷片，以及氯吡格雷/波立维）。这些药物有一项无法避免的后果，就是增加身体任何部位的出血风险。有时候出血点会是一个特别小的地方，例如膀胱里的一根小血管爆裂了，如果不是血液稀释剂就不会显露出来。但是有时候，出血也有可能是因为其他需要紧急关注的问题，例如肿瘤。（这种情况下，血液稀释剂可能因为提早揭露问题而挽救了你的生命。）你需要一套全面的检查来找到出血的来源。

你是男性，并且有尿不尽的现象。你可能患有前列腺肥大。前列腺在离开身体进入阴茎前的那一部分，是围绕着尿道（那根把尿液从膀胱抽出来的管子）的。随着前列腺变大，尿道也会受到挤压，你需要费更大力气才能把尿液挤出来。肥大的前列腺可能会流血并渗进尿道，把尿液变红。你可能需要检查来排除膀胱或者前列腺肿瘤，这也是一种可能，不应该忽略。

你的年龄已经超过50岁了。也许血尿有其他完美而无辜的解释，但是你的年龄让患癌症的风险增大了。（如果抽烟或有抽烟史，患膀胱癌的风险会特别高。）你需要一次彻底的检查，其中可能包括膀胱镜检查。程序大概是这样，泌尿科专家会把一个很小的镜头置入膀胱来甄别肿瘤。

你患有狼疮。肾脏疾病最危险的并发症之一就是狼疮，这是一种自体免疫性疾病，主要见于年轻的女性。如果患上了狼疮，并在小便中发现了血液，请立刻联系你的医生。

你患有镰状细胞疾病。在镰状细胞疾病的影响下，血红细胞会在某些情况中失去它们正常的球型，变成镰刀型。（温馨提示，所谓镰刀型，就是看上去很像死神的那根棒子——估计不是你想要产生关联的形象。）我们想也能想得到，镰刀无法像球型那样顺着血管流动。结果就是，血管被堵塞了，导致令人难以忍受的疼痛。还有一种可能的并发症是肾脏受到严重损害，零碎的组织可能会进入尿液，引发惊人的出血。保持水分摄入，可以减少这种并发症的可能性。如果患有镰状细胞疾病，并注意到了血尿，请立刻致电你的医生。如果无法挂到当天的号，应该前往急诊。

直奔急诊

盆骨下侧以及/或者后背有剧烈疼痛引起的痉挛现象。你可能正在排出肾结石。一颗在肾脏中生成的小石头，卡在了通往膀胱的管道里。随着管道试图把石头挤出来，你会经历剧烈的、刷新三观的疼痛和痉挛。石头挤出来的过程中，还会划开几条血管。一旦它终于抵达了膀胱，疼痛和出血都应该放缓了。（那根把尿液从膀胱抽到外部的管道叫作尿道，尺寸一般都足够让小结石无痛经过。）你应该前往急诊进行紧急评估，医生会通过CT或者超声来确诊。治疗方案包括止痛药和静脉输液，后者可以增加尿液的产量以便将石头排出，也有可能需要激光或者超声手术来把石头击碎。

你刚经历了一场创伤事故，例如车祸。也许从事故中侥幸脱身了，正觉得自己很幸运。但是如果你发生了血尿症状，则有可能肾脏或者膀胱受损了，绝对需要进行紧急评估。手臂或者腿部的严重撞击外伤也可能会导致肌肉溶解，释放化学物质到血液中，使得尿液变色。

同时伴有发热、寒战和头昏的症状。你可能是肾脏或者膀胱有了严重感染，必须去急诊进行静脉输液，并服用抗生素。

便捷参考：

臭烘烘的尿液

尽管尿液的味道从来就不好闻，但是有的时候，它闻上去仿佛来自地狱。如果从马桶里散发的气味让你想吐，那可能就有麻烦了。

首先，再三确认自己没有吃过芦笋。哪怕极小量的芦笋也能散发出恶臭。本杰明·富兰克林在18世纪时就发现了这个问题，并评论道："进食几根芦笋，会让我们的尿液带来令人生厌的气味"。（请注意，大约一半的人群没有这个困扰——不是因为他们的尿液没有恶臭，而是因为他们的鼻子无法捕捉那一种释放气味的化学物质。）

如果确实没吃过芦笋，但仍然察觉到了臭味，也有可能是尿路感染。若是同时还有小便频繁、疼痛以及/或者变色的状况，那可能性就更大。请找医生开一些抗生素。

排尿疼痛
PAIN WITH URINATION

如果你是一名运动员，点燃斗志当然是件好事，但如果点燃的是尿液，可能就不那么吸引人了……那是一种更接近被真正的烈火包围的感觉。

　　尿痛或者排尿疼痛，是一种特别常见的症状，主要发生在女性当中。所以姐妹们，请多多注意这一章。（兄弟们，如果你有持续性的排尿疼痛，大概率是发生了感染，请去找医生。）

　　大部分时候，尿痛是一般尿路感染的严重表现形式，当尿液（通常是完全无菌的）中长满了细菌，并且刺激到膀胱和尿道时，就会发生这种现象。药物、皮肤刺激（例如肥皂和泡泡浴）以及性传播疾病都有可能导致排尿时有灼烧感或者疼痛。

　　那到底是什么引发了你的问题呢？是与泡泡浴先生共度的那个夜晚，还是与错误的先生发生的那次关系？是清洁用品的错，还是衣原体感染？最要紧的是，应该忽略还是去妇科医生那儿开点抗生素？

吃下定心丸

刚做过羞羞的事情。几乎每部优秀的电影或者小说都会出现浪漫的性场景。但是，我们要跳过那些甜蜜的废话，直接谈谈性行为之后的场面吧。如果在性交后立即发生了灼烧感，那么来自摩擦、杀精剂以及/或者精子的刺激，比感染更有可能。换句话说，如果症状在性交几小时或者几天之后才出现，则可能是尿路感染或者性传播感染。

频繁进行泡泡浴，或者冲澡的时候每个部位（真的，每个部位）都擦到。以防你不知道（意外的是，确实很多女性不知道），尿液是从尿道出来的，也就是那个阴道和阴蒂（但愿你知道这个玩意儿在哪儿）之间的小洞。任何刺激到尿道口的东西都有可能引起尿痛，其中包括基本上所有洗浴用品——洗发水、肥皂、沐浴乳等。但是，稳住。只要灼烧感在几小时内缓解，你也没有其他症状，下次注意避免刺激到这个部位就行了。你会重回黄金时刻！（抱歉，嘴贫真的忍不住。）[1]

挂号求医

尿液浑浊或恶臭，并且比以往排便次数更多。大概率是发生了尿路感染，或者叫UTI，大部分女性一生中都会发生至少1次。就

---

[1] 原文为"You'll be golden"，一般指"你很快就会好/痊愈了"，但此处也有用Golden（黄金）来比喻尿液颜色的双关喻义——译者注。

女性身体而言，肛门与尿道口的距离非常短，而尿道口也三两下就能到达膀胱。这使得轻微的挤压就能让细菌从它们应该出现的A地（肛门），到达它们不该出现的B地（膀胱）。男性则相对不易患上UTI，因为一般来说，阴茎的长度哪怕不够干其他事情，也足以让细菌迈不开腿了。如果本身就患有糖尿病或肾结石，又或者怀孕了，则更加容易发生UTI。要是认为自己可能患上了UTI，应该在1—2天之内去看医生，进行简单的尿液检查来确认诊断。如果反复感染，可以通过大量喝水（来保持排尿次数、冲出细菌）、睡前排尿（避免尿液在膀胱里待上一整晚，导致感染扎根）以及性行为后立刻排尿（驱除混进来的细菌）以降低风险。如果仍然频繁地感染，医生可能会开一些性行为后立刻服用的抗生素。

你发生了感染的所有症状，但医生发誓你没有感染。间质性膀胱炎，也叫作膀胱疼痛综合征，会发生与尿路感染相似的症状，但找不到感染的证据，潜在的问题很可能是膀胱内层发炎。治疗和诊断都不太容易，所以请一定去找泌尿科医生做完整的检查。

同时有阴道瘙痒，并伴随白色分泌物。阴道酵母菌感染，是由一种叫假丝酵母的真菌引起的。感染主要发生在有充足糖分供酵母生长的地方（例如糖尿病），或者健康的阴道细菌减少（在服用抗生素后）导致酵母菌有机可乘的情况下。酵母菌感染会导致疼痛（包括排尿的时候）、瘙痒以及类白色的稀薄分泌物，比较像松软干酪。（如果阅读本书时正在吃松软干酪，我们深表歉意。）幸运的是，酵母菌感染很容易治疗，通常使用抗真菌凝胶或者一个疗程的抗真菌药物就行了。如果频繁发生酵母菌感染，请让医生开一些额外的剂量以备不时之需。

生殖器官有水疱、酸痛以及/或者类黄色分泌物的症状。你可能是得了性传播感染，例如衣原体、淋病或者疱疹。（也许感情结束了，但感染还没有结束。）这些玩意儿会刺激尿道和阴道，在某些病例中，还可以散播到子宫和输卵管导致长期的问题，例如不孕不育。别以为这些问题会自行消失——它们不会，只会变得更糟。医生通常会用一次简单的尿液检查来确定诊断，你（也许还包括你的伴侣）可能需要抗生素或者抗病毒药物。

直奔急诊

你同时也有发热、背痛、恶心以及头昏眼花的症状。一次严重的膀胱感染会迅速蔓延到肾脏，导致一种叫作肾盂肾炎的疾病。然后感染会进入血液，并危及你的生命。务必要去急诊，并紧急以静脉点滴的形式使用抗生素。

应该饮用蔓越莓果汁来预防尿路感染吗？

如果得过尿路感染，那么你肯定从某个充满善意的朋友那儿听说过蔓越莓果汁。（也有可能他们从优鲜沛[1]拿回扣。）你恐怕再也不想感受那种膀胱的灼烧了，但是私人教练（或者牙医）估计也不会希望你的冰箱装满了果汁。所以，我们真的需要把一般的饮用水全部换成那个红色的玩意儿吗？

确实有部分证据表明蔓越莓果汁含有一种化学物质，可以预防细菌依附在膀胱里的细胞上。但糟糕的是，不管蔓越莓果汁还是果汁提取物胶囊，在人体对照试验中都没有表现出任何持续性的益处。另外，蔓越莓果汁并不是不含热量的，也可能会增加酸性反流。偶尔喝一些无伤大雅，包括其他果汁也一样，但我们不会建议你为了自己膀胱而囤货。

---

[1]　著名的水果类加工食品公司——译者注。

尿频
FREQUENT URINATION

一条不言自明的社交规则就是，评论他人的如厕习惯无异于向其询问体重或者政治观点。"你刚待在里面很长时间，没关系吗？好像是今天下午的第四次了吗？"没人想听到这些提问。真的。

但是，也许，今天下午你已经第五次路过了老板的办公室，以至于场面实在略显尴尬。这次还要挥手致意吗？或者盯着地面快速走过？你知道自己尿得太多，他们也知道你尿得太多，但关键是，为什么你尿得这么多？

尿频，也叫多尿症，既可能是个小麻烦，也可能是严重疾病的症状之一。大部分人每天小便6—8次，如果你去厕所的次数大于这个范围，或者夜里要尿很多次（也叫夜尿症），那有可能是水分、咖啡因或者酒精摄入过多。另一方面，也有可能是患有糖尿病或者其他肾脏问题。

所以，我们应该继续在买机票时预定靠走道的座位吗？还是轮流使用办公室的各个厕所，这样就没人会议论你的小膀胱了？还是能做点什么来缓解这股溪流，让膀胱也休息休息？

吃下定心丸

日常狂饮咖啡因或者其他液体。显然，摄入大量的水（或其他液体）会导致尿频。一天需要喝8杯水是谣言，没人知道这个数字是哪儿来的，但更合理的目的是避免口干，保持尿液淡黄或澄清就行了。酒精和咖啡因会进一步增加尿液，这也就是为什么酒吧餐厅关门前，厕所外的队伍会长得令人无法忍受。试试减少摄入吧，尤其是在睡前。

你的子宫并不尊重膀胱的私人领域。在孕期，身体会保存额外的液体来支撑子宫里的小家伙。随着激素水平以及液体需求一再变化，你可能会发现自己跑厕所的次数也增多了。更重要的是，成长中的子宫会切切实实地压在膀胱上，让其无法维持正常的仓储量。结果就是，哪怕肾脏产生的尿液与以往一样多，你需要清空膀胱的次数也会变多。

刚开始服用一种新药。有些药物被称为水泛丸（利尿剂），是确实被研发出来增加尿液产出的，因为这样可以降低血压。（可以这么理解：你排出了血液里的多余液体。）另外，有些其他的血压药、抗抑郁药以及抗焦虑药可能会影响控制膀胱的激素水平，导致你无法及时赶到厕所。在停药换药前，切记要联系医生。

挂号求医

同时也感到头昏眼花以及/或者总是异常口渴。排出多余液体是正常的，但是明明已经脱水了，还像头赛马一样排尿则是不正常的。如果发生了这种情况，又没有服用任何增加尿液的药物（例如水泛丸），那么可能是患有糖尿病。这种病意味着你血液里的糖分很高，肾脏需要制造更多的尿液来排出它。（不妨尝一点儿你的尿液，看看是不是甜的……开玩笑的啦。）结果就是，身体总是感到口渴，试图补充这些丢失的液体。请找医生做一些尿液和血液的检查。如果不管摄入多少液体，都感到特别头晕和疲劳的话，则应该立即去急诊科。

你的尿液就像小溪细流。男人们，还记得可以用小便在雪地里写名字的光景吗？每个字都精准得不得了？现在连自己的名字都写得仿佛是摩斯密码？都怪你的前列腺。这个器官从尿道（抽干膀胱的那根管道）附近起始，一路进入阴茎。随着年龄增长，前列腺也会增大，以至于堵住尿液的流动。把尿液从前列腺挤出来会变得越来越难，使得膀胱随时都保持充满的状态。结果导致你经常跑厕所，包括夜里，但是却无法完全排空。很多药物和手术都可以缩小前列腺，促进尿液流动。

排尿时有灼烧或疼痛感。可能是尿路感染，也被称为UTI。大部分女性一辈子总会发生一次，男性则相对较少，但是随着年龄增长概率也会变大。也有可能是得了性传播疾病，一些简单的尿液检查就能做出正确诊断，治疗方案一般是抗生素。如果频繁发生感染，而且抗生素疗效不大，你可能是患上了一种罕见的疾病叫作间质性膀胱炎（或者膀胱疼痛综合征）。

有时会发生漏尿现象，尤其是咳嗽或大笑的时候。悲伤的是，不止皮肤会随着年龄凹陷，盆骨里的肌肉也会变得松弛，结果就导致膀胱无法那么有力地留住尿液了。腹部压力的突然增加——例如举起重物或者疯狂大笑（就像在阅读本书时会发生的那样）——会挤压到膀胱，可能漏出些许尿液。这种病叫作压力性尿失禁（因为膀胱上的物理压力），一般通过药物或者凯格尔运动来治疗。如果不熟悉凯格尔运动可以了解一下，这是一种反复收紧用于憋尿的肌肉的运动方式，可以试试在会议中打发时间的时候做一下凯格尔。

你会产生突然的、强烈的排尿冲突，除此之外都没问题。正坐在凳子上，想着自己的事儿，但是一瞬间后膀胱开始寻求注意。但当你直奔厕所，准备好开始卸货时，膀胱却已经完事儿了。（刚刚应该跑过来吗？）你可能拥有一个过度活跃的膀胱，总是在毫无提示的情况下，突然地想要排空自己。哪怕膀胱没充满的时候，膀胱壁的肌肉也会产生有力的收缩，并对你远离厕所的现状没有丝毫同情。这感觉就像携带了一个只剩5秒的定时炸弹。一些药物可以帮助安抚膀胱肌肉，别尴尬，尽管问医生就是了。

直奔急诊

盆骨疼痛，并伴随发热、寒战以及/或者头晕。严重的膀胱感染可以扩散到肾脏和血液里，危及你的生命。因为肾脏的位置与脊柱相连，感染往往也会引起一侧或两侧的背部疼痛。你应该尽快赶往急诊，可能会需要以静脉点滴的方式使用抗生素及其他液体。

你完全无法掌控排尿或者/以及排便。中风（卒中）或者脊髓问题（例如出血、肿瘤和创伤）可能会摧毁控制膀胱和肠道的神经。这是重大的紧急事件，立刻躺平并拨打急救电话。

当水龙头被关上了

　　唯一比尿频还悲剧的事情，就是完全无法排尿。如果感觉自己的膀胱饱胀，但排不出尿，那你可能患有尿潴留。

　　就男性而言，最常见的尿潴留病因是前列腺肥大，其他可能的原因包括药物、中风（卒中）、多发性硬化以及脊髓受伤。最常见引起问题的药物，包括抗组胺药（过敏药例如苯海拉明/苯那君、西替利嗪/仙特明以及非索非那定/艾来锭）、减充血剂（伪麻黄碱/速达菲、苯肾上腺素/白加黑）、三环抗抑郁药（阿米替林/依拉维、去甲替林/去甲替林片）以及一般的麻醉药（如果症状是在手术后几小时发生的话）。

　　尿潴留一般都需要密切留意，因为滞留的尿液可能轻易引起感染。同时，随着膀胱被淹没，你会感受到编都编不出来的疼痛。尽管想象一下当自己特别需要排尿，比人生任何一次都急，但却没有任何办法解决的感觉。短期的治疗方案通常是在尿道置入一根塑料管（被称为导管插术），以便立刻排空膀胱。在这个基础上，长期的治疗方案包括帮助尿道保持通畅的药物。少数时候，患者偶尔需要自行插入导管来保持膀胱排空。

膀胱会因为憋尿而爆炸吗？

假定你已经因为上述的某一项问题，而导致频繁排尿。如果你身处一个爆满的影院里看着新邦德电影，座位在最里面。而正当想去上厕所时，丹尼尔·格雷格马上就要脱衣服了，谁都不想在这个时候跟一整排观众一一表示抱歉并挤出去。于是你决定憋住，并集中注意力在爆米花上。但是，等等——妈妈是不是告诉过你，憋尿太久膀胱会受伤？

一个正常的成年人膀胱，可以保留一升尿液（大约是一瓶斯奈普果汁的容量）。我们通常完全察觉不到膀胱的存在，直到它半满了，这时候膀胱就会通知你准备好短时间内去厕所。如果试图憋住，直到膀胱濒临极限，它……并不会爆炸。反之，它会无视前列腺，并不由自主地排空到你的裤子上。到那时候，为你的邻座准备好大量的道歉台词吧。

腹泻
DIARRHEA

特约编辑：

本杰明·勒布沃尔（医学博士、理学硕士）

BENJAMIN LEBWOHL，*M.D.*，*M.S.*

还有比腹泻更能导致社交尴尬的症状吗？试想一下那种阴魂不散的恐惧：随时需要在一切变得太糟之前，逃出房间、找到厕所、狂奔进入隔间？（要是根本没时间擦一下马桶坐垫可咋办？）

你是不是觉得每个人都在自己的婚礼上发生过腹泻状况？或者是在演唱会台上表演时？还是户外？我们喜欢琢磨这些问题，也许这就是为什么我们再也没收到过晚宴邀请函了。

在发达国家，腹泻充其量是件麻烦事儿。但是在其他地方，腹泻其实是儿童群体主要的死亡原因之一——不仅因为食物污染，更因为体内失去的液体不容易补充。

严格意义上，腹泻意味着一天之内的肠道运动大于3次，或是大便的松散度上升。腹泻可以是急性的（持续1—2周），也可以是慢性的（持续时间更长）。

急性腹泻通常是感染（谁让你那么着急地在加油站买寿司吃）导致的，数日之内就会好转。细菌或者病毒会让肠道释放水分，使其充满液体，也可以把吸收食物和水分的细胞全部消灭，使得它们只能走过路过。慢性腹泻也有可能是感染导致的，其他潜在原因还包括肠易激综合征、肠炎、食物不耐受以及药物副作用。

只要没有同时发生的发热或者大便带血的症状，就可以服用洛派丁胺/易蒙停这类药物来缓解腹泻。如果腹泻持续超过24小时，请确保自己不断摄入补水饮料（例如电解质水）或者汤食。仅仅白开水是不够的，因为你的身体需要盐分来保留水分，不然它就会全部跑到尿液里面。尽管运动饮料聊胜于无，但它们的含糖量高，不是理想方案。

如果腹泻频繁发生，你连裤子都懒得穿了，卷纸也只剩最后一卷了，在寻求专业医疗意见之前，到底还应该忍受多久呢？

吃下定心丸

偶尔会在用餐后几小时内腹泻。留心记录一下你的症状和饮食，可能会发现一些有趣的规律。果糖，一种在水果中发现的主要糖分（常被用于各种饮料），有时候很难被消化，从而导致腹泻；乳糖，另一种主要糖分，常见于牛奶，可能导致缺乏乳糖酶的人群排气、胀气以及腹泻，不妨试着减少乳制品或者食用不含乳糖的牛奶以及乳糖保健品，看看症状是否自行缓解；麸质，一种常被妖魔化的蛋白质，常见于小麦、黑麦、大麦以及啤酒中，对乳糜泻这种自体免疫性疾病的患者而言，会造成肠胃的大破坏，导致疼痛和腹泻；最后，辛辣、油炸以及高脂肪的食物都可能导致肠胃敏感的人腹泻。

你总是在嚼无糖口香糖或糖果。无糖口香糖和糖果里的人工甜味剂（例如山梨糖醇、甘露糖醇和麦芽糖醇），会让你狠狠地腹泻几次。（趣味小知识：请搜索关键词"无糖小熊软糖和腹泻"。）

你喜欢黑咖啡，喝得也多。咖啡是一种优越的轻泻剂，也是很多人能规律地在早上"办事"的原因。如果通勤时间比较长，可能快到办公室的时候再喝比较好。

腹泻和胃痛持续不到48小时。病毒性胃肠炎，也叫作肠胃流感，是突发性腹泻的最大病因。胃部不适及恶心是附赠的，症状通常会持续1—2天。如果数日后还未缓解，请去看医生。

你正在邮轮旅行中。大型邮轮有时候会发生诺如病毒的传播，它会导致病毒性肠胃炎。（它也给了"尾楼甲板"[1]一种全新的定义。）诺如病毒也可能在陆地上发生，但是在类似邮轮这种人多的密闭空间里会格外活跃。（大学兄弟会是另一个诺如病毒的高发场所——有一说一，别的病在那儿也挺高发。）不幸的是，除了多喝水没啥好的治疗方法，只能等它消失，与此同时勤洗手以免传染他人。

挂号求医

腹绞痛持续了好几天（外加近期国外旅行史）。如果连续3—4天有持续性腹泻和腹痛的症状，可能是需要抗生素的细菌感染。如果大便中有血迹，则也是细菌感染的另一种迹象。（最常见的犯人：大肠杆菌、志贺氏杆菌、沙门氏菌。）医生会给你用抗生素治疗。

如果症状是在国外旅行时发生的，医生管它叫旅行者腹泻。可以通过勤洗手、避免生食和搞清楚饮用水（和冰块！）来源，来降

---

[1] 尾楼甲板英文名"poop deck"，也有"便便甲板"的字面意思——译者注。

低感染风险。很多医生会在国际旅行前给患者开点抗生素以备不时之需。

连续几周断断续续地腹泻，并伴随肚子痛，只要去一趟厕所就会好一些。你可能是肠易激综合征，简称IBS，这种病的症状包括腹泻、便秘或者两者兼有。IBS很常见，每10个人里就有1个会中招，它能导致胃部敏感，总是在如厕后才会感觉好一些。（在罕见的病例中，大便反而会让疼痛恶化。）腹泻与食物息息相关，所以只在白天发生，不会在晚上把人弄醒，除非你梦游进食。医生可能会建议改变饮食结构，以及/或者开药来缓解症状。

你感到燥热又恼火。如果慢性腹泻伴随震颤、心悸、体重减轻，以及燥热难安的症状，你可能是甲状腺过分活跃，导致新陈代谢和肠胃都挂上了超速挡。请去医生处进行血液检查以便确诊。

正在服用抗生素或者其他新的药物。药物导致的腹泻非常普遍，最常见的种类包括抗生素、NSAIDs（一连串的止痛药，包括布洛芬/艾德维尔/美林以及甲氧萘丙酸/萘普生/消痛灵）、秋水仙碱/秋水仙碱片（一种痛风药）以及二甲双胍/格华止（一种糖尿病药物）。如果认为是药物导致了腹泻，请在停药前咨询医生。如果在服用抗生素，但是停药几天后腹泻仍未好转，应该去检查是否感染了艰难梭状芽孢杆菌。（简而言之，抗生素杀死了肠道里好的细菌，艰难梭状芽孢杆菌趁机取而代之。）

腹泻持续了好几天或者几周，并伴随体重减轻、发热、关节痛以及/或者口腔溃疡。你可能是得了例如乳糜泻或者炎症性肠病（包括溃疡性结肠炎和克罗恩病）一类的自体免疫性疾病。这些疾病会让你的免疫体系会感到困惑，然后开始攻击肠道内层，使其受损并无法正常地吸收营养。结果就是很多食物只是路过了一下，就以腹泻告终。你需要一次完整的检查，可能包括血液检查、大便检查以及更进一步的腹部CT、内窥镜和/或结肠镜检查。

直奔急诊

腹泻物是红色血液样的，或者黑色柏油样的。大便里偶尔有一两滴血，可能是因为一个小痔疮。但是更明显的含量，则意味着危及生命的问题，你应该尽快前往急诊做全面检查。（查阅227—233页，了解更多关于大便带血的信息。）

感到头晕，无法留住任何食物或水分。你可能由于腹泻已经极度脱水了，或者更糟，可能是肠道某个位置在流血，微弱而快速的心跳就是进一步的证据。如果饮用电解质水之类的水分补给饮料也没有用，或者根本吃不下去任何东西，请前往急诊检查并输液。

便秘
CONSTIPATION

特约编辑:

本杰明·勒布沃尔(医学博士、理学硕士)

BENJAMIN LEBWOHL, M.D., M.S.

是不是感觉自己被塞满了？比洛杉矶的高速还塞得满？又或者坐在马桶上太久，现在已经是第三次阅读这本书了？（感谢支持。）

你可能是数百万便秘的美国人其中一个。这是个超级常见的问题，特别在老年人群中。便秘的定义是，每周大便少于3次、大便坚硬结块、很难排出或者总感觉无法排尽。如果症状持续超过3个月，就属于慢性便秘了。

如果便秘的结论还没办法引起你的重视，那么考虑一下：排不出大便，不代表你的身体停止制造大便。事实就是，你可能正携带着一座便便小山移动中，这不仅很恶心，也会导致疼痛和肠道的潜在问题。（不用谢，请继续享用你的午餐！）

所以，要如何才能顺利排便呢？需要囤一些帮助调节消化系统（先不管这到底是啥意思）的酸奶吗？还是需要更强烈的手段才行？

吃下定心丸

你，就跟自己的幽默感一样干燥。如果一整天下来不喝进去足够的液体，还总是忽略口渴的信号，你的肠道可能已经跟撒哈拉沙漠一样干燥了，你的大便就会跟金字塔一样坚硬。多喝点液体吧，尤其是白开水，你的大便也会变得松软并且一路顺滑到底的。

你不知道"venti"[1]是什么意思。 小杯咖啡就能帮助肠道把大便推出身体，不妨在早餐时加上一杯咖啡，并许愿早高峰不要堵得太久。

日常饮食的纤维素含量较少。纤维素是从植物中获得的综合性碳水化合物，你的肠胃无法将其分解或吸收。高纤维饮食可以让大便变软，更易排出。低纤维饮食则可能导致便秘。所以，我们应该尝试增加高纤维食品的摄入，例如水果、蔬菜、豆子、坚果以及全麦谷物（常见于某些种类的面包和意面）。与此同时，试着减少低纤维食品的摄入，例如白面包、普通意面、芝士以及鸡蛋。

你就是个沙发土豆。如果工作日都是在桌子前度过的，周末都是在沙发上度过的，那肠道可能就跟你的股四头肌一样无力。不如试试每天至少散步30分钟，除了能挪动挪动肠道里的那堆东西，也对心脏和整体的健康都有好处。

你是铂金级常旅客。旅行通常会导致便秘，不仅因为飞机上的厕所看上去令人不适（你能想象在里面的时候，发现没厕纸了吗？），还因为破坏了自己的日常规律和既定饮食。当然，除非你在家也吃酒店级自助早餐。（要是这样，我们能来做客吗？）哪怕在旅途中，也要尽量保持规律，足量饮水，不要跟日常饮食和作息偏离太远。有些人会发现每天定时如厕对自己很有帮助。

---

[1] 意大利语的数字20，也是星巴克的最大杯量单位，代表20盎司的杯型——译者注。

肚子里有个到处乱踢的小小孩。怀孕会增加黄体酮激素水平，导致大便排出肠道的速度放缓。此外，孕期营养素里的铁也会导致便秘。妇产科医生可能会建议你改变饮食结构，或者使用大便软化剂。

药物在拖你的后腿。能导致便秘的药物包括阿片类药物（例如扑热息痛中的氧可酮、维柯丁中的氢可酮等）、血压药（特别是钙通道阻滞剂和利尿剂）、补铁片以及一些抗抑郁和抗过敏药。

阿片类药物目前是头号犯人。如果你是少数因为正当理由长期服用阿片类药物的人，有一种叫作甲基纳曲酮的药可以帮助排便。请不要在没有咨询医生的情况下随意停药。

挂号求医

你有剧烈的腹痛，排便后会缓解。可能是肠易激综合征，也就是IBS，这是一种常见的病症，往往会导致腹痛并伴随频繁腹泻、便秘或者两者兼有。痛感会在排便后自行缓解。目前没有治疗方法，但是改变饮食结构以及一些处方药可以帮助减轻症状。

最近总是感觉冷、疲劳以及胀气。你的甲状腺，负责调节新陈代谢，现在可能甲状腺激素不足了。结果就是让你感受到一系列的症状，包括便秘、增重、头发和皮肤变化、疲劳以及总觉得冷。医生会通过简单的血液检查来确认。

体重减轻了，以及/或者大便中有少量血液。可能是便秘让人没啥胃口，导致体重的减轻，然后在厕所待得太久又长出了痔疮，肛门附近扩张的血管有时候会出血。另一方面，这些症状也可以解释为结肠的肿瘤在出血，并挡住了大便的排出。你可能需要做一次结肠镜，医生会把一个很小的镜头放入结肠，来检查异常的增生。

　　哪怕喝了很多水、吃了高纤维食物并且经常锻炼，便秘也不见好转。你可能还是便秘，只是特别难以战胜。医生也许会通过基本的检查，来看看有没有其他便秘的原因。如果没什么特别原因，你应该试试用药物来督促一下消化系统，例如比沙可啶/乐可舒或者聚乙二醇/聚乙二醇冲剂。请配合医生，找到正确的组合。

直奔急诊

　　腹痛十分剧烈。你可能是肠梗阻（大便排出肠道的过程被堵塞了）、阑尾炎或者憩室炎（大肠部分感染），这些病都可以大闹结肠并导致急性便秘。另外，慢性便秘会增加发生这些疾病的风险。它们全部是紧急医疗的级别，需要马上治疗。

🖊️便捷参考：

排空的只有钱包

　　网上充满了神奇的清体排毒食品，号称可以排出身体中的毒素和其他坏家伙。我们同意天体物理学家奈尔·德葛拉司·泰森的话，他在推特里评论这些食品时说："一个人使用'毒素'这个词语的频率，与其不知道的化学成分数量是呈正关联的"。

　　的确如此，虽然世界上确实有一些正经毒素需要避免——例如，香烟——一周果汁排毒对你来说可能没什么疗效。肠道里可没有毒素的秘密基地，没有任何证据表明，喝上一个星期的高价果汁会对健康有任何好处。

　　如果便秘了，不妨试试本章中的建议。要是感觉疲劳、行动缓慢，试着多睡多动。除此之外，保持果蔬为主、肉糖为辅的饮食习惯。大部分所谓的毒素只是抢走你辛苦钱的营销概念罢了。

大便带血

BLOOD IN YOUR STOOL

2007年，一位有创新精神的男青年制造了一场互联网闹剧，也就是所谓的"通体牙线"。他给自己拍了一个视频，内容是他逐步吞下一整盒牙线。每小时咽下一截，直到牙线一头出现在大便里……另一头还在他的嘴边。

这种事显然既恶心又危险，谁都不应该这么做。尽管如此，闹剧还是揭示了一个事实，那就是嘴巴与肛门通过一个长长的、持续的通路相连接，其中经过胸部、腹部以及盆骨。

这条通路被称为消化道，它包括了嘴部、食管、胃部、小肠、结肠以及直肠。根据最新的研究表明，这些器官的表层面积相加约等于一个一居室公寓。

因为如此大的表面积全都覆盖着血管，并且只有两个出口，消化道是出血的多发场所。大便中的血液比呕吐物中的血液更为常见，但是两者都可能意味着危及性命的问题。

大便带血的具体表现形式，取决于出血的位置。胃部出血，大便会变得又黑又有焦油感，因为血液会跟食物一起被消化。反之，消化道最末端出血，则会让大便变成红褐或者亮红色。

如果你在大便里看到血了，应该将其归功于痔疮并视而不见？

还是需要紧急的医疗干预？

吃下定心丸

你住在酒店里，擦了几下屁股后发现纸上有血。你应该看过那个广告，小熊一家挤在软软的卷纸上。酒店和公共厕所里的卷纸，则跟熊爪的柔软度有的一拼，用胶合板擦两下估计也差不多。此处的血液可能只是肛门周边微小的外伤，下次不如从家里带卷纸。（并想好如何跟海关解释。）

大便看上去是红色的，而你刚吃了一顿含有甜菜的大餐。甜菜含有强力色素，会把所到之处都染成紫红色。你的大便看上去有血，其实只是午餐留下的痕迹。注意，甜菜色素也会被血液吸收，并表现在粉红或者紫红的尿液里。

挂号求医

排便后，还会有一两滴血液出来。痔疮是肛门周边脆弱的、扩张的血管，在老年人群中很常见，但在孕期也有可能形成（来自盆骨血管的压力），便秘人群亦然（频繁的用力和挤压把血管透支）。痔疮有时候会在排便中途破裂，将大便染红或者滴出几滴血在马桶里。医生可以通过直肠指检（深表同情）来确认，根据你的年龄，也可能需要进行癌症筛查。

痔疮只有在引起大量出血、异常瘙痒或疼痛时才需要治疗。如果经常便秘，请食用更多高纤维食品来软化大便并解决便秘（查阅

221—226页），并增加运动时间来保持肠胃活跃。大部分有痔疮的人也可以通过热水坐浴来缓解。此外，也可以试试含止痛成分的非处方痔疮膏。如果以上全部不管用，则可能需要手术来移除痔疮。

在大便里发现明亮的红色血痕，但没有其他不适。结肠可能长了痔疮（详见上文）、出血的肿瘤或者异常的血管，你可能需要做结肠镜来确诊（查阅232页的"便捷参考"）。

在排便时有尖锐的痛感，大便中带有亮红色血痕。你可能遭受了一次肛门开裂，也被称为肛裂。最常见的原因是慢性便秘（因为大个的、坚硬的粪便被挤出肛门）、自然分娩（对下体的所有东西都带来大破坏）以及肛门性行为（下次别忘了润滑液）。裂缝可能会在排便时流血，并导致剧烈痛感。你可以通过洗热水澡和食用纤维素来软化大便，大部分医生都会给肛门开一个软膏来增强血流、加速愈合。

你正在服用血液稀释剂。血液稀释剂通常会导致小型增生（并不危险，平时不会流血）的自发性流血。但是在部分病例中，血液稀释剂可能增加肿瘤或其他大型增生的流血风险，从而导致提前诊断。医生可能会通过结肠镜来确认一切是否正常（查阅232页的"便捷参考"）。最常见的血液稀释剂包括华法令阻凝剂/可迈丁、阿哌沙班/艾乐妥、利伐沙班/拜瑞妥以及达比加群酯/泰毕全。

偶尔有腹部痉挛痛以及腹泻，有时候大便发现亮红色血痕。你可能是肠道感染或者自体免疫性疾病，例如炎症性肠病（包括克罗恩病和溃疡性结肠炎）。应该尽快去看医生，做进一步检查。如果腹泻以及/或者出血很严重，并感到头晕，请直接去急诊。

大便有时看上去乌黑，除此之外一切正常。如果你正在服用补铁产品，它们可能就是问题所在。黑色甘草、蓝莓以及胃肠用铋也可以把大便颜色变深。如果你没有服用以上任何东西，则可能是胃部出血。记得吗，胃部出血会跟食物一起被肠道消化，把血液（和食物）变黑。带一点大便样本去看医生（容器就不要再用了！），简单的检验就能确认大便里是否有血。如果有，你可能需要内窥镜检查，镜头会伸进胃部来寻找出血点。

有家族肠癌史，或者同时伴随体重减轻的症状。因为风险异于常人，你肯定需要去检查肠癌，哪怕大便里只发现了一两滴血。你会需要结肠镜检查（查阅232页的"便捷参考"）。

经常不明原因地流鼻血或淤青。你可能是凝血系统失调，或者血小板（帮助凝血的细胞）过低。这些病症会增加身体各个部位的出血风险，包括肠道内侧，应尽快去医生处进行检查。注意，如果出血频繁或者量比较大，则应该去急诊。

直奔急诊

你感到头昏眼花，特别是站立时。如果在大便里发现了血，并感觉特别头晕，很可能出血量还在增加。头昏眼花是出血情况已经变得危急的表现，应该立刻前往急诊进行紧急评估，可能需要输血。

刚坐下准备排便，便开始血流如注。肛门这样出血可能容易导致死亡，如果闸门开了还不直奔急诊，流血就会跟你的心跳同时停止。

结肠的好莱坞时刻

　　人生上半场，总是充满了里程碑式的时刻。16岁，你学会了开车。21岁，可以用真实身份去酒吧了。不幸的是，后来的人生就没那么甜蜜了，50岁……你终于迎来了第一次结肠镜。（至少再熬几年，就能买老年折扣电影票、收到社保退休金了。）

　　在结肠镜检查中，医生会把一个镜头塞入结肠，观察异常增生与出血点。任何看上去不对的东西，都要被活检并进行癌症筛查。这个镜头装在一根长长的、细细的管子（大概手指粗）顶部，伴随一大堆润滑剂，从肛门塞入。尽管这个过程听上去，就跟手指甲被撬开一样令人享受，但是医生会通过多种医疗手段来帮助你放松的，而且整个过程也就30分钟。

　　因为患者会是半梦半醒的状态，所以最糟糕的通常不是结肠镜本身，而是前一天晚上的准备过程。医生会开一大瓶澄清的液体，让你前一晚和当天早上都灌下去。哎，这个液体是专门设计用来引发海量腹泻的，因为需要你把大便全部排空才行。（如果肠中挤满了大便，就看不清结肠壁上的肿瘤了。）

　　大部分成年人可以等到50岁，再开始第一次结肠镜检查。但是，部分指南建议更早一点开始周期性检查，例如45岁。如果有结肠癌家族史，则需要更早开始。如果有潜在的结肠癌征兆，例如大便带血或者无理由贫血（血细胞低），可能需要紧急结肠镜检查。结肠镜检查大概每10年做一次，如果发现息肉（非癌症增生）则需要更频繁地进行。

　　我们强烈建议遵照这个日程执行，哪怕觉得很恶心。如果著名新闻主播凯蒂·库里克能在全美观众眼皮子下进行检查，我们知道，你也一定能挺过去。但是如果你还是很抗拒，也有代替选项。例如，可以使用一套特殊工具来周期性检查自己大便中是否有血，或者进行肿瘤的基因证据检查（癌症的基因痕迹是始终如一的）。不幸的是，这套工具不如结肠镜来得准确，而且如果发现了潜在肿瘤的证据，也是需要做结肠镜检查的。

腿部疼痛及痉挛
LEG PAIN AND CRAMPS

特约编辑：

尼古拉斯·莫里森（医学博士、美国外科医生学会成员）

NICHOLAS MORRISSEY, M.D.，F.A.C.S.

疼痛的腿部让你风度尽失了吗？尽管腿痛可以用作逃避健身房、把腿跷在茶几上的借口，它也可能会干扰身体正常的运作，在罕见的病例中，也可能是更深层次问题的征兆。

对大部分人而言，腿痛主要源自小腿抽筋。这是由于控制肌肉的神经过度兴奋，导致了腿部的肌肉收缩。常见原因包括电解质水平低，例如钙、钾或者镁；酸的区域性堆积；脱水。运动后没有充分拉伸，也可能导致抽筋。

但你的腿痛也是抽筋吗？还是由于循环不良、血块或者肌肉、神经或关节发炎导致的真实疼痛？

吃下定心丸

刚刚卧推了一台车的重量。我们推荐多多运动的生活方式，但注意不要过量。用力过猛的运动可能导致肌肉疲劳、脱水以及跟运动相关联的外伤，例如外胫炎、肌腱炎以及发丝状裂缝。建议利用口服补充液而不是仅仅是白开水来保持水分，并且在健身后充分拉伸，同时确保运动鞋是舒服且合适的——应该有空间动一动脚趾，但是脚无法四处滑动。如果发现自己在运动后出现痛感，应该通过拉伸、按摩和药物来治愈一下肌肉，直到痛感消失。可选择的药物包括对乙酰氨基酚/泰诺或者布洛芬/艾德维尔/美林。

一早醒来，腿部因为昨晚的抽筋十分疼痛。在超过50岁的成年人中，有一半体验过夜里抽筋的滋味。这种痛感会在起床拉伸后好转。为了避免抽筋，一天应该拉伸3—4次，包括入睡前。如果这还不管用，试试服用B族维生素。要是还抽筋，就请医生开一点放松肌肉的药物。有些医生推荐睡前喝杯汤力水，因为它含有一种叫作奎宁的化学物质，可以缓解抽筋。不幸的是，奎宁也可能导致严重的副作用，包括皮疹、头痛、恶心、耳鸣、心律不齐以及血小板低。所以，不要在没有医生指导的情况下擅自尝试。

体重在过去9个月内显著增长了。腿部抽筋在孕期非常常见，尽管如此，在分娩痛的面前，它只是身体疼痛中的小菜一碟罢了。痛症发生在腿部，是因为身体的重量增加了。另外，在孕期最后三个月女性的血液中，钙和镁水平相对较低。如果乖乖进行了拉伸，但还是抽筋，试试服用补钙或者补镁的保健品来缓解，对宝宝也比较安全。（但是服用前还是要跟产科医生报备一下，谨防你或宝宝有什么罕见原因会让这些保健品变成麻烦。）不幸的是，血块在孕期也很常见，所以如果双腿非常红肿以及/或者疼痛，你应该立刻通知医生。

挂号求医

双腿在晚上感觉很躁动，总想要四处晃动。多动腿综合征通常不会导致腿痛，而是会在双腿引发一种不舒服的刺痛感，晃动一番就会好转。这种症状会在休息或入睡前变得比较严重，早上就会自行恢复。每10个成年人里就有1个患有这种失调症，如果你也没能舒服地入睡，反而在房间里踱起步来，那你可能就是其中一个。在某些病例中，多动腿综合征是药物的副作用，可能来自抗组胺药、抗抑郁剂和抗恶心药例如甲氧氯普胺/胃复安等。（请不要在没有咨询过医生的情况下擅自停药。）在另一些病例中，多动腿综合征可能是其他医学问题的征兆，例如缺铁、肾脏疾病、神经病、多发性硬化甚至怀孕等。可能试着在入睡前拉伸腿部来缓解，热水澡也能帮上忙。不论如何，你都应该去医生处进行全面检查。

袜子在腿上留下很深的痕迹，最喜欢的鞋子也不合脚了。双腿可能因为体液而发生了肿胀，导致皮肤被撑开。腿部肿胀的原因有很多（请查阅243—246页），应该做一次全面的检查来排除肾脏、肝部以及心脏的问题。

一条腿或者双腿有麻木、刺痛、灼烧以及/或者虚弱的症状。脊柱下半部的椎间盘脱出或者狭窄的椎管，都可以压迫通往腿部的神经，导致疼痛、感觉丧失以及/或者虚弱。如果症状在身体前倾时稍见好转，你可能是神经周围区域狭窄（被称为椎管狭窄），在往前探身时这片区域会稍微打开一点儿。消炎药（例如布洛芬/艾德维尔/美林）可以减轻神经的压力，帮助缓解症状。如果不管用，医生可能会给神经周围注射类固醇来进一步抑制炎症，或者通过手术来解放神经压迫。若是患有神经疾病，可能也会经历类似的症状，这是一种神经受损，通常在有糖尿病、长期酒精滥用、营养素不足以及某些自体免疫性疾病的前提条件下发生。具体的治疗方式要根据病因决定，但是加巴喷丁/镇顽癫和普瑞巴林/利瑞卡一类的药物通常都可以缓解症状。

走路时觉得腿痛，但休息时就好转了。你可能是某一侧或双侧腿部供血的动脉狭窄，导致肌肉在努力工作时无法获得充足的血液，引起疼痛。这种现象叫作跛行症，抽烟和有高血压史、高胆固醇或糖尿病史的人患病风险更高。治疗方式就是戒烟（不然呢？），控制血压、胆固醇和血糖，以及采用渐进式的走路习惯。每天的目标就是稍微走远一点点，这种压力会促使腿部建立新的、无障碍的血管。如果症状十分严重，医生可能会利用药物来增强腿部血流，或者反之，采取手术方式消除或者绕开堵塞。要是发现某一条腿的症状急速恶化，抑或休息时也有痛感，可能是那条腿没有得到任何血流——这种情况值得一次急诊之旅。

你最近开始服用一种新药。一部分可能导致腿痛和抽筋的药物包括利尿剂（使身体摆脱多余液体和盐分的水泛丸，有时候会导致脱水和电解质不足）、沙丁胺醇吸入剂（用于治疗哮喘）、口服避孕药、雷洛昔芬/易维特（用于治疗骨质疏松症）以及他汀类药物（用于控制胆固醇）。停药前一定要跟医生咨询。

某一条腿发红、发热，而且一摸就痛。你可能患上了一种叫作蜂窝组织炎的皮肤感染，如果最近在相同区域因为外伤破过皮的话，则确诊概率更大。也有可能是腿部的表层血管有血块，这样的话不是很危险，但可能引起疼痛和肿胀。请在当天挂号问诊，如果挂不到或者同时还有发热和寒战现象，则应前往急诊。

直奔急诊

只有一条腿有疼痛肿胀的症状，并且最近坐过长时间的巴士、火车或飞机，或者腿部受过外伤。你可能是腿部深层血管有血块，导致疼痛肿胀，这种血块可以流动到身体的其他部位，例如肺部。常见于近期无法挪动腿部（长途私车、巴士或飞机、骨折休养等等）、服用口服避孕药或患有癌症的人群中。通过超声可以确诊，治疗方式是使用血液稀释剂至少3个月。

你的其中一条腿疼痛、发冷并麻木（与此同时，你并没有坐在冰箱里）。可能是腿部的动脉出现了突发的、完全的堵塞，你需要药物和手术来恢复血流，以免出现无法挽回的并发症，例如坏疽。如果还想要这条腿，就立刻前往急诊。

双脚肿胀

SWOLLEN FEET

那双最爱的细高跟鞋突然穿不上了，生气吗？虽然不清楚原因，但当你低头一看，猛然发现……什么？……我有脚踝赘肉了？！

脚部肿胀也叫作外周性水肿，是液体堆积在皮肤下面导致的。随着水肿进一步恶化，你可能会发现小腿甚至大腿也沦陷了，用手指按下去，皮肤会出现久久不散的印子。

这种情况确实看着挺糟心的，但是，严重吗？谢天谢地，大部分时候我们只需要处理一桩不幸的着装难题。但是有时候，这种肿胀可能会很痛。在罕见的病例中，水肿意味着心脏、肾脏或其他关键器官有了严重问题，需要紧密观察。

所以，到底是什么情况？一辈子都要穿袜子，还是一次急诊室之旅？

吃下定心丸

你沉溺于高盐食品。我们跟所有人一样热爱中式快餐，哥几个能扛过医学院都是靠它。令人惋惜的是，左宗棠鸡可不是什么美容食品。（是就好了！）大量的盐会让身体需要额外的水分，这样血液才不会变得跟死海的水一样，地心引力则导致这些液体直奔双脚。尽量减少外卖、预包装汤食和罐头食品，以及其他高盐分的食物的摄入。

一天大部分时间都坐在或者站在原地。心脏负责给身体泵血，但是在回收的部分却帮不上多大的忙。如果不多动走动，地心引力就会把液体都留在腿部。事实上，放松腿部就可以把液体挤回到心脏，所以每1小时最好能活动5分钟以上。如果确实做不到，不如在坐着的时候抬抬腿。

生理期前会发生肿胀。生理期前，激素的此起彼伏不仅会影响你的心情，还能导致身体保留多余的液体。如果确实受到了很大的困扰，可以试试减少高盐食物的摄入，随时随地多抬抬腿。

你刚开始服用一种新药。某些药物是跟腿部肿胀有关联的，包括氨氯地平/活络喜（用于治疗高血压）、类固醇、雌激素、睾丸素以及米诺地尔/落健。请谨记，不要在没联系过医生的情况下擅自停药。

挂号求医

你怀孕了。留存水分在怀孕期间是很正常的，大部分孕妇都会注意到，自己的脚踝在中期妊娠的时候肿胀了。随着孕期进行，子宫会变大，以致足以压迫负责从腿部抽出血液的血管，使得肿胀更加严重。但是，如果你发现肿胀突然之间恶化了，那就可能是一个棘手问题的征兆。要是一边腿部比另一边更肿，可能是存在血块

（在孕妇中很常见）。如果两边都很肿，则可能是一种罕见的孕期并发症，叫作子痫前期，往往与高血压和肾脏问题相关联。也有可能是另一种罕见的并发症，叫作围生期心肌病，这种病会让心脏肌肉变得虚弱。请立刻联系你的妇产科医生！

减少了盐分食物，每天都运动腿部，但是它们还是很肿；与此同时，腿部看上去好像有紫色的蜘蛛趴在上面。有时候腿部的血管会受损，无法正常工作。它们还会肿胀扩张，在皮肤下变得清晰可见，血液和水分也囤积在腿部。这种情况叫作下肢慢性静脉功能不全，比较常见。你可以选择利尿剂治疗，它会促使身体排出多余液体，也可以试着穿穿压力袜（给腿部的薄型塑身裤）。

大腿、双手或者面部都有肿胀症状。如果水肿如此严重，可能是心脏、肝脏或者肾脏有问题，需要进行深入检查。

肿胀区域发红，一触摸就痛。可能是一种叫蜂窝组织炎的皮肤感染，也可能是皮肤下的表层血管有血块。请跟医生预约一个当天或次日的门诊。如果你同时还伴随发热与寒战，则应该直接去急诊。

直奔急诊

近期发生过腿部外伤或去过长途旅行，现在一条腿有肿胀疼痛的现象。可能是腿部深层血管有血块，这叫作深静脉血栓形成，会阻塞血液流出腿部，造成腿部肿胀且疼痛。血块的一部分可能会脱落，并一路游走到肺部，导致危及生命的问题。腿部超声就可以确诊，如果真的有血块，至少需要服用血液稀释剂3个月。

你还有呼吸短促的症状。心脏、肝脏和肾脏的问题，都可以导致水分堆积在身体的各个地方，通常从腿部开始，最后影响到肺部。一旦肺部积液，你就更容易头晕，并且会在晚上躺下时呼吸短促。另一种有可能的解释是血块在腿部形成，导致肿胀，脱离的血块又游走到了肺部，导致呼吸短促。不管哪一种可能，都需要紧急治疗。

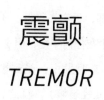

震颤

TREMOR

抖得厉害？担心自己再也没脸在高级餐厅点汤菜了？

如果在某些特殊环境下，身体的某个部位发生了非本意的、难以控制的抖动，那可能是患上了震颤。尽管震颤通常只影响手部，但同时也可能发生在头部、舌头、双眼、牙齿、声带（导致嘶哑）以及双腿。震颤也可以发生在任何年纪，但主要影响的是老年人群。

震颤通常在身体静态时发生，受到影响的身体部位在被有意使用时会有所缓解（静止性震颤）。反之，震颤也有可能不在休息时，而是在受影响的身体部位被使用时（动作性震颤）或是快要完成某个动作时（意向性震颤）发生。

尽管震颤可能是严重潜在疾病的症状，例如帕金森综合征，但是大部分的震颤只是相对健康人群心头的一件麻烦事儿罢了。那么，发生在你身上的抖动该如何解释呢？

吃下定心丸

震颤只有在你感觉冷的时候发生。我们应该解释一下，蝙蝠的颤抖——严格意义上来说是震颤，在温血动物中是完全正常的。

所以，除非你是个学会了阅读的爬行动物（如果是，请立刻联系我们），不然完全用不着为了颤抖而焦虑。身体抖动是为了燃烧热量，产生热能，并把身体温度变回正常。

震颤只有当凌晨三点，你在酒吧外面抽烟的时候发生。我们都会发生一种通常很轻微的生理性（也叫正常的）震颤，但在你拉长自己手部（或者试图在显微镜下穿针线）的时候会变得容易察觉。这种震颤会因为压力、疲劳、焦虑和尼古丁，而进一步显现。

你从妈妈那儿遗传了双眼，从爸爸那儿遗传了震颤。特发性震颤通常在晚年发生，可能是从父母那儿遗传下来的。这种震颤非常常见，每20个人里就有1个受到影响，而且这是一种动作性震颤（行动时恶化），一般从常用手开始，逐渐恶化到双手。一两杯小酒通常可以抑制一次特发性震颤，也能帮助我们确诊，但是，灌醉自己并不是一种可持续的治疗方式。所以，如果特发性震颤确实影响到了你的生活质量，请向医生咨询相关的药物，例如β受体阻滞药或者普里米酮。你需要在抑制震颤和药物副作用之间有所衡量。只在特定日子里服药也是一种选择，医生也有可能会如此建议。

挂号求医

该死的震颤害得你连药瓶子都打不开。一些药物的副作用可能导致震颤，包括兴奋剂（例如安非他命和伪麻黄碱）、咖啡因、哮喘吸入剂、部分癫痫药物、锂、茶碱以及甲状腺激素。哪怕觉得自己服用的某种药物导致了震颤，也请不要在没咨询过医生的情况下擅自停药。

总是觉得热，同时还有体重减轻、腹泻以及/或者心悸的症状。这可能是甲亢，它会让身体的新陈代谢过度活跃，也可能导致生理性（正常）震颤。医生可以通过一次简单的血液检查，来确认你的甲状腺激素水平。

你患有静止性震颤，并有可能伴随动作缓慢、僵硬以及走路拖拉的现象。帕金森综合征影响了约100万美国人的大脑，并随着身体动作而引起渐进式的问题。帕金森综合征最典型的震颤是静止性震颤，被称为"搓丸样"，也就是拇指与食指呈环状运动，其他症状包括身体僵硬、无法平衡、脚步拖拉、吞咽困难以及健忘/痴呆。因为帕金森综合征是大脑化学多巴胺水平低的结果，所以最基本的治疗就是使用能把水平拉回正常的药物。如果药物不管用，有些病人会受益于手术植入的脑深层电刺激仪——基本上就是大脑的起搏器。尽管帕金森综合征一般只发生在60岁以上的人群中，早年的其他疾病也会导致类似的症状（被称为帕金森神经机能障碍）。帕金森神经机能障碍的一大主要原因，就是服用了阻碍多巴胺信号的药物，例如甲氧氯普胺/灭吐灵以及抗精神病药（氟哌啶醇/好度，利培酮/维思通）。

在你试图伸手够杯子时，震颤症状会恶化。意向性震颤不是在身体动作时恶化，而是非常具体地在你接近目标物件时恶化。通常来说，这种震颤意味着脑部的小脑区域有问题，位于头部的后方。潜在的病因包括多发性硬化、中风（卒中）、头部外伤以及酒精中毒。

你喜欢每瓶见底的感觉，只要不喝酒了就会颤抖。如果喝酒很厉害（大部分日子都超过4杯），然后突然不喝了，可能就会经历震颤，这是戒断的症状之一，其他还包括头痛、失眠、多汗以及心悸。这些症状大多会在几日内好转，但是有些戒断症状可能会危及生命，如果你出现幻觉、意识模糊或者癫痫，那么显然应该立刻前往急诊。

你的年龄在40岁以下。可能是以上描述过的其中一种震颤，但医生应该也会考虑肝豆状核变性的可能性，这是一种罕见的遗传性疾病，会由于铜离子的堆积引起不可逆的脑部和肝脏损伤。患者可能会出现静止性或者意向性震颤，一种典型是羽翼振动型震颤，即抬起的手臂会像翅膀一样抖动。其他症状可能包括肌肉僵硬、皮肤泛黄、呕吐、腹痛、腹部和腿部积液、口齿不清以及性格突变。

尽管在没有其他症状的情况下发生震颤是很罕见的，但如果你很年轻且有震颤症状，肝豆状核变性还是值得检查一下，因为这种病如果不治疗可能会致命。简单的血液检查就能确认病症，治疗方案通常包括避免高铜食物（例如坚果、蘑菇、巧克力、干果以及甲壳类动物），并服用防止体内铜离子过量的药物。

直奔急诊

震颤总是发生得很突然，或伴随虚弱、口齿不清、意识模糊或者高热。新发病的震颤，有时候可能是危及性命的疾病前兆，例如血液中电解质（如镁或钙）极度不平衡、中风（卒中）或者严重的感染，应该尽快前往急诊。

关节和肌肉痛
JOINT AND MUSCLE PAIN

特约编辑：

安卡·迪努·阿斯卡纳塞（医学博士、公共卫生学硕士）

ANCA DINU ASKANASE, *M.D.*, *M.P.H.*

成年人的身体包含了206根骨头和超过300个关节，后者连接着骨头，让你的动作可以稳定、缓和，且没有摩擦。韧带是关节周围的组织，提供额外的支撑力。肌腱则是连接肌肉和骨头的组织。

当关节发炎或者被过度使用时，就会发生关节炎。关节炎的类型很多，通常被分为非炎性的（由于磨损导致，如骨关节炎）和炎性的（由于免疫细胞攻击关节导致，如类风湿性关节炎和狼疮）。

肌痛是肌肉疼痛的医学名词。想象一下，当你走出更衣室，充满自信地宣称自己需要冰块，因为"这场比赛给我弄得肌痛了"，朋友们得多受感动。这种症状有可能是过度使用、自体免疫性疾病以及其他问题的结果。

那么，你的关节或肌肉痛是某些严重问题的征兆吗？还是去年夏天蝉虫咬伤导致的？或者仅仅只是变老的象征？到底应该吞几粒止痛片就行，还是该去医生那儿进行X射线检查呢？

吃下定心丸

你正在准备铁人三项比赛，感觉到关节或肌肉痛。我们推荐包括规律锻炼在内的健康生活方式，理想情况下每天至少20分钟，但不要太过疯狂、过度锻炼。确保在完成重要目标前是循序渐进的，每次锻炼前后都要拉伸。如果在运动过后发现有痛感，首先试试基本的冰敷、按摩，并且充分休息出现症状的关节。如果还是不舒服，可以吃一点非类固醇的消炎药，也叫NSAIDs。最受欢迎的NSAIDs是布洛芬/艾德维尔/美林和甲氧萘丙酸/萘普生/消痛灵。注意，NSAIDs对本身有肾脏或心脏病症的人群而言，可能会引发问题。要是你的痛感非常剧烈、难以移动，或者不管怎么休息和吃药疼痛都依旧持续，请去就医。你可能是得了一种很严重的病叫作横纹肌溶解综合征，意味着在高强度的运动后肌肉组织崩溃了。

手指或者是脚趾在寒冷或受压的状态下会改变颜色。你可能是发生了雷诺现象，这种相对常见的症状在每20个人里就会影响到1个，较低的温度和情绪上的压力会把双手的血管变窄，手指就会变白继而变蓝。在一些病例中，可能还会感受到疼痛。同样的症状也可能发生在脚趾、耳朵、鼻子甚至乳头上。

如果遭受了雷诺现象，试试热敷一下受影响的部位。平时要注意预防，避免暴露在寒冷中（例如伸手到冰箱里）、多戴防寒手套（可能的话塞一个暖宝宝进去）、不要抽烟以及尽可能少吃收缩血管的药物。最值得警惕的药物包括减充血剂（苯肾上腺素、伪麻黄碱）、偏头痛药物（曲普坦类、咖啡因）以及兴奋剂（哌醋甲酯/利他林）。

尽管雷诺现象不是什么严重的问题，有时候也可能与狼疮、硬皮病这类自体免疫性疾病相关联。不妨在下次看医生时提出来，看看自己是否需要进一步检查。

如果症状着实影响生活，且无法预防，医生可能会给你开钙通道阻滞剂，这是一种帮助保持血管扩张的药物。如果手指持续变蓝并疼痛30分钟以上，可能是血管有比较棘手的阻塞，应该直接前往急诊。

挂号求医

某个关节扭伤或受到其他外伤，以至于肿胀疼痛。如果疼痛还在忍受范围内，且关节可以轻松活动，你可能只是韧带扭伤。可以静养观察，看看症状是否能通过"RICE"改善：休息、冰敷、加压（用绷带紧紧包住受伤部位）以及抬高[1]。如果症状持续超过2天，应该找医生进行更详细的身体检查。要是痛感强烈，关节也无法正常活动（或者支撑自身重量），或者受伤处丧失了知觉，你可能面临更严重的问题，例如骨折、韧带撕裂或肌腱破裂。若是挂不到当天的号，应该直接去急诊做一个全面的检查以及拍片。

你的年龄在60岁以上，有1—2个关节已经持续疼痛几个月或者几年。智慧伴随着岁月到来，不幸的是，骨关节炎（OA）也是。这种病在60岁以上的人群中非常常见，是关节日久耗损的结果，最容易受到影响的部位有膝盖、髋骨、双手与脊柱。疼痛感往往在行动时恶化，静养时好转。

如果在重复的动作中（假如你是运动员或者舞者）频繁使用某些关节，你可能会在更早的年纪发生OA。多余的体重也会给承重的关

---

[1] 这四个词语的英文分别R、I、C、E开头，故称RICE——译者注。

节（例如膝盖和髋骨）带来压力，并加速其损耗。

医生会给受影响的关节进行X射线检查（也有可能是MRI），初步的治疗通常包括药膏（含有NSAIDs成分）、理疗以及锻炼。医生或者理疗师也可能会推荐夹板或者支架，来帮助稳定和加固关节。有些人非常信赖复方辣椒碱乳膏，这是一种含有红辣椒油的药膏，可以让疼痛感麻木（但是第一次使用时会导致刺痛）。减重也可以减少关节压力，缓解疼痛。

如果药膏不管用，可以试试NSAIDs药物（查阅112页）。对于一些痛感持续的患者而言，在关节处直接注射类固醇（或其他物质，例如血浆）也可能有效。如果尝试了以上所有办法还是不管用，唯一的希望就只剩下关节置换手术了。

有多处关节疼痛，通常早晨醒来时最为糟糕。你的痛感可能与一种自体免疫性疾病有关，它会导致炎性关节炎，这种病在休息时反而恶化，行动时缓解。最常见的例子是类风湿性关节炎，也叫RA，常见于40—60岁的女性。RA一般是对称的，这意味它会影响身体两侧的同一种关节（多见于手部和脚趾）。有时候与手肘或额头周边发生的无痛撞击有关。因为RA是一种自体免疫性疾病，也有可能会导致发热、体重减轻、疲劳、眼睛发红/疼痛，以及肺部和心脏内层疼痛。医生会通过血液检查和X射线检查来给你确诊。如果真的是RA，别慌，有很多药物可以显著地改善症状并延缓关节损伤。

手肘、膝盖或头皮同时还有瘙痒和银屑病的症状。每3个银屑病（查阅275页）患者中就有1个同时被发炎性关节炎所困扰，这是由于免疫系统异常地攻击了关节导致的。（有趣的是，甚至有可能得了银屑病关节炎，但皮肤完全没受损。）另一个常见的问题是关节周边的肌腱和其他组织肿胀疼痛，导致手指或脚趾看上去像香肠。医生可能会建议服用止痛片，或者能部分抑制身体免疫系统、防止进一步关节受损的更强劲的药物。

出现了发热、寒战、头痛、咳嗽和肌肉及关节痛的症状。你可能是得了流感（哪怕已经接种了这一季的疫苗）。大部分人都能通过休息、大量摄入水分和服用对乙酰氨基酚/泰诺一类的止痛片，在一周内痊愈。如果出现症状的时间在48小时内，医生也可能给你开抗病毒药物（奥司他韦/特敏福）。请注意，流感可以引起严重的、危及生命的并发症，例如肺炎，所以如果你真的感觉非常不好（高热、咳嗽不停等）且挂不到当天的号，应该立刻前往急诊。

同时还有出血性腹泻和腹痛的症状。你可能是得了一种同时影响肠道和关节的自体免疫性疾病，例如乳糜泻或炎症性肠病（包括克罗恩病和溃疡性结肠炎）。在乳糜泻的影响下，关节痛通常能通过无麸质饮食缓解。而在炎症性肠病的情况下，疼痛则可以通过舒缓免疫系统的药物改善。

你的年龄在50岁以上，早晨醒来时两侧肩膀或髋部都有疼痛和僵硬感。这可能是风湿性多肌痛，也叫PMR，通常发生在70多岁的人群中（几乎不可能在50岁前），女性更为常见。这种病会让免疫系统攻击肩膀、髋部的关节和肌肉，导致疼痛及僵硬。大部分人的症状都可以通过低剂量的类固醇药物大大改善。每5个PMR患者中就有1个会患上一种相关的疾病，叫颞动脉炎，后者会影响面部的动脉，导致头痛、头皮压痛、咀嚼时下腭痛以及视力模糊。如果不通过高剂量类固醇来及时治疗，视力问题会逐渐恶化，变得不可逆转。

自从开始服用那种药物之后，你的胆固醇就控制得很完美，但是肌肉很痛。他汀类降脂药是一类特别受欢迎的药物，用来降低胆固醇，预防心脏病发作和中风（卒中）。最流行的几种药品包括阿托伐他汀/立普妥和罗素伐他汀/可定。尽管与他汀相关的肌肉痛也一直是热门议题，但其实发生的频率比他汀反对者们声称的要少很多。真正发生了肌肉痛的人，在从椅子上起身时、爬楼梯时或者把手举过头顶时感觉最为强烈。这种痛感也有可能是来自其他疾病的（例如甲状腺疾病或者维生素D水平低），或是由于他汀和其他药物交叉使用导致的，例如秋水仙碱（痛风药）、烟酸及贝特类（也是用于控制胆固醇）、环孢霉素（用于抑制免疫系统）以及类固醇。同时也请注意，葡萄柚汁可以增加血液中的他汀，从而引起肌肉痛，但是只有在每天规律性地饮用超过28毫升时起效。如果觉得自己的肌肉痛是因为他汀，请去咨询医生。换一种他汀药物可能就足以解决问题了。尽管他汀确实会降低辅酶Q10（CoQ10）的水平，但是目前还没有有力证据证明辅酶Q10补充剂能预防他汀引起的肌肉痛。

你正在服用抗生素来治疗尿路感染或腹泻，同时某个关节突然发生疼痛和肿胀症状。一种叫作环丙沙星/西普罗的抗生素通常被用于尿路感染和腹泻的治疗，可能引起肌腱发炎甚至断裂。在运动的时候风险最高，所以直到药物吃完前，不妨降低一点运动量。如果在服用此药期间，感受到某个关节或附近有突发性的疼痛，请立刻联系医生。

最近曾在森林或高茎草丛中散过步，现在有突发性的关节痛。莱姆病是伯氏疏螺旋体感染的结果，这种细菌通过鹿蜱传播。大多数人感染莱姆病的第一征兆，就是会起一种看上去像靶心（或者塔吉特超市标志）一样的疹子：一个很大的红点被一圈红色围绕着，两者之间的皮肤则是正常的。其他症状包括发热、寒战以及身体酸痛。接下来的数周到数月，很多人的痛感都会从一侧关节转移到另一侧。医生可以通过血液检查确诊莱姆病。抗生素非常有效，但需要持续服用几个星期。

在一场不受保护的激情夜晚过去数日或数周后，你的几处关节开始疼痛，并有一些新发的皮肤损伤。淋病可以在惹事器官的基础上，散播到关节和皮肤。皮肤损伤通常表现为手臂和腿上的小丘疹，而关节痛则一次可以发生在多处关节上。你可能没有出现性传播感染的一般征兆，例如生殖器官分泌物。医生会通过尿液、血液和关节积液检查来确诊，并给你开抗生素。（你得通知自己的伴侣或伴侣们，他们也需要治疗。）

哪怕休息过后，肌肉也总是感觉酸痛乏力。你可能是得了纤维肌痛，这种病会导致肌肉痛扩散，并因为压力、力竭、睡眠不好和暴露在寒冷环境中而进一步恶化。其他的症状包括疲劳、麻木和刺痛、头痛、失眠、注意力不集中以及抑郁。规律锻炼和经常使用松弛技巧（例如冥想），可以显著改善症状。如果不管用，医生可能会开点药，部分抗抑郁药（度洛西汀/欣百达，阿米替林/依拉维）加上抗癫痫药物（加巴喷丁/加巴喷丁/镇顽癫，普瑞巴林/利瑞卡）是特别有效的。

大脚趾有突发的疼痛、发红及肿胀症状。你可能是正在经历痛风。这种病意味着，尿酸的微型晶体在关节中形成了，并触发了免疫系统。痛风通常会影响大脚趾，但也有可能发生在膝盖、脚踝、手腕和手肘上。可能的话，挂一个当天的号。如果这是第一次痛风发作，医生可能会抽取一些关节积液来确诊。

痛风发作可以通过止痛片来治疗，有些病例则需要类固醇，医生会开一些药（秋水仙碱/秋水仙碱片，别嘌呤醇，非布索坦/优络瑞克）来帮你预防下一次发作。如果正在服用利尿剂来降低血压，则会增加痛风发作的风险，医生可能会用其他药物来替换利尿剂。

痛风患者应该减少摄入高风险的食物，例如肉、海鲜、果汁、高脂肪乳制品（全脂牛奶、冰激凌）、含糖苏打以及糖果。可以的话，也应该注意保持水分并尝试减重。注意，经常吃新鲜樱桃可以对预防痛风发作起到一定帮助。（但是樱桃冰激凌圣代可没戏。）

直奔急诊

某个关节最近变得肿胀、温热、发红，并且特别痛。你可能是痛风发作了（请见上一节），但也可能是关节内有细菌感染。如果是后者，不及时清理并用抗生素治疗的话，关节可能遭受严重损伤。为了确定诊断，医生可能需要用针管抽出关节里的液体。

大腿或肩膀感觉疼痛，尿液变成了深红或棕色。你可能是发生了大面积的肌肉分解，叫作横纹肌溶解综合征，会导致肌肉的疼痛和肿胀。溶解的肌肉纤维会让尿液变成深红色，并阻塞肾脏，导致肾衰竭。引起横纹肌溶解综合征的原因包括撞击外伤、长期不活动（不能走路并困在同一个姿势的人）、过度锻炼、癫痫、中暑、某些药物（他汀类、秋水仙碱）、酒精以及毒品（例如可卡因、海洛因和安非他命）。

多汗

EXCESSIVE SWEATING

不敢把手举过头顶？担心第一次约会的时候，你看上去仿佛刚游完泳？或者闻上去活像是高中更衣室？

　　汗液的蒸发会帮助降温，身体的各个部位分布着数百万个产生汗液的腺体，特别是前额、手掌和脚掌。如果我们一直不停地锻炼，每天可以产生数升的汗液。（下次去健身房不带水的时候，请三思。）

　　前额和手掌上的汗液，可能会让你在拍照和握手的时候略显尴尬，但至少它们不难闻。而分布在腋窝和腹股沟的某些汗腺，则会让你气味扑鼻。它们能产生一种特殊的汗液，比其他部分像水一样的汗液更厚重浑浊。当皮肤上的细菌在这些油脂似的天堂里繁殖时，就会产生属于你独特的味道——在更原始的时代，这种味道会帮我们吸引伴侣。（现在主要靠跑车和社交媒体来完成。）这些部位的毛发，则会像海绵一样吸收并保留你的标志性臭味儿。

　　与身体温度并不明显关联时，汗液就会变得过多，并导致焦虑和尴尬，从而影响你的生活质量。大约每20个人里就有1个备受多汗的折磨，我们称之为多汗症。好消息是你不会真的如人们所说，流汗流得像头猪。因为猪其实不怎么流汗，所以实际上，你比猪流的汗要多一些。

那么，你到底应该在锻炼时多带件衣服？还是该去看医生了？（要看也洗了澡再去，拜托，我们的候诊室里还有其他人呢。）

吃下定心丸

家里祖祖辈辈都多汗。如果主要是手掌、脚掌和腋窝多汗，那可能是遗传的多汗症，叫作原发性多汗症。（下次感恩节聚餐时，务必检查一下桌面的汗渍。）注意，这个病一般在25岁前就会发作，在睡着的时候是没有症状的。除了皮肤感染的风险比较大，原发性多汗症并不危险。不过你还是应该让医生知悉，以防他们想要查一查其他多汗的潜在原因。最主要的治疗方式是铝基的止汗剂，晚上使用效果最佳。（铝会在我们休息并且身体干燥时，在汗腺形成一层膜，第二天早上洗澡也不会被洗掉。）同时也可以试试每天换双鞋，让每双鞋都有充分的干燥时间，并使用一些放松技巧来舒缓神经。如果以上皆不管用，医生可能会开一些处方药级别的除臭剂（强力得可以给马用，却是为人类生产的？），或使用更孤注一掷的方法，给那些流汗的部位打肉毒杆菌。肉毒杆菌会让汗腺"瘫痪"，从而保持身体干燥。

你发生了热潮红。月经的一个常见症状便是热潮红，也就是脸部和胸部感觉到一阵阵短暂的热潮。不幸的是，热潮红能持续好几年并显著地影响生活。其背后潜在的问题是雌激素下降，导致身体的温度控制中心紊乱。最简单的解决办法就是叠穿几件衣服，热潮来的时候就脱个外衣。如果症状非常频繁或者严重，请跟医生咨询一下激素补充治疗，后者可以恢复正常的雌激素水平并缓解热潮红。如果不想使用激素，也有很多用于治疗抑郁症的药物可以减少热潮。

你正处于感冒或流感的最后阶段。被感染后，身体会提高体温的目标值，于是你在瑟瑟发抖中加衣服，直到抵达目的地——发热。发热所带来的高温，被认为是帮助战胜感染的武器。一旦感染结束了，身体就会把体温的目标值调回正常水平，而你会在退热前大量流汗来降温。（注意，如果服用了例如对乙酰氨基酚/泰诺这类药物来退热，流汗和退热可能都会在感染结束前发生。）但是如果流汗超过2天，你的感染可能迟迟未退，或是患上了更严重的疾病（请查阅下一节）。

挂号求医

与此同时，体重也减轻了。身体新陈代谢的加速，会导致体重减轻和过度流汗。没错，多汗和减重（在没有持续锻炼的情况下）可能是甲状腺亢进的征兆，或者是某些类型的癌症（例如淋巴癌）、酝酿中的感染（例如HIV/AIDS或者肺结核）以及全身性的焦虑失调。医生会通过血液检查来确认可能的病因。

你把床单都汗透了。盗汗，意味着晚上流的汗足以让人换一套床单或者睡衣。它可能是性命攸关的疾病征兆，也可能是虚惊一场。首先，确认房间晚上温度不是很高，你也没有睡在超厚被子的覆盖下；其次，如果有糖尿病，请在半夜确认一下你的血糖，有可能血糖在睡着时下降了导致流汗。如果醒来后嘴里有股苦味，那么可能是胃酸反流（查阅118页），它有时候也会导致夜晚盗汗。可以试试抬高床头，并服用一些抑制胃酸的药物。如果都不管用，则要去看医生，因为你可能需要检查其余能引起新陈代谢加速的疾病，例如甲状腺问题、感染和癌症。

你在使用胰岛素。如果患有糖尿病并在使用胰岛素来控制血糖，但愿你有好好按照剂量和次数用药。如果没有，多汗就可能是低血糖的症状（也称作低血糖症）。去买个血糖仪，在下次开始出汗的时候，检查一下血糖。如果血糖低于60，立刻喝一点果汁把它拉回正常范畴。并给医生致电，调整你的胰岛素剂量。

一阵阵地短暂流汗，并伴随头痛以及/或者心悸。你可能是长了一种罕见的肿瘤，叫作嗜铬细胞瘤，会周期性地自主分泌肾上腺素。这种肿瘤通常从肾上腺（分布在肾脏上方）长起。很多患者的血压也会升高。医生可以通过血液和尿液检查来确诊。

一阵阵地短暂流汗，并伴随惊骇。很可能是恐慌发作，这意味着急速发生的恐惧感，同时伴有流汗、呼吸短促、胸口痛以及心悸。完全发病的恐慌障碍意味着会反复发作，通常从20多岁或30多岁开始，女性的风险比男性高出2倍。由于恐慌障碍严重妨害健康，加上可供使用的治疗手段又非常有效，所以尽快寻求帮助是最正确的选择。

别担心，都是因为你的药。药物是引起流汗、潮热和盗汗的常见原因，最常见的是抗抑郁剂，会导致约15%服药人群过度流汗。另一个潜在的多汗原因包括止痛药，例如对乙酰氨基酚/泰诺以及非类固醇消炎药，或者NSAIDs，尤其是在它们被用于治疗发热的情况下。此外，还有心脏病药物，如烟酸、钙通道阻滞剂以及硝酸甘油；偏头痛药物，如曲普坦类；用于前列腺和乳腺癌的激素类抗肿瘤药；以及西地那非/伟哥。请在停药前务必咨询医生。

你的壁柜上摆了99罐啤酒。酒精可以在某些人群中导致潮热和多汗，尤其是在因为遗传变异（常见于亚裔人口）导致新陈代谢缓慢的人群中。请注意，重度饮酒人群（每天4—6杯）突然戒酒的话，可能会产生多汗的戒断反应，并伴随恶心、呕吐、失眠、心悸、战栗和焦虑。如果不进行治疗，戒断反应可能会发展出危及生命的并发症，例如癫痫。这些戒断症状通常是从最后一次饮酒后1—2天内开始。如果你认为自己是酒精戒断反应，又无法挂到当天的号，请直接去最近的急诊。

直奔急诊

你的体温非常高（超过40℃）。身体可能正在对一个重大刺激产生反应，例如感染或脑部问题，并且通过产出大量汗液来降低温度。你需要马上就医，不仅因为潜在的疾病，更因为特别高的体温（例如超过41℃）会严重伤害你的器官。另一种同样危险的可能性是中暑，一般在你长时间暴露在高热环境下，无法控制体内温度时就会发生。

高热不退

感觉又热又烦躁？发热通常与其他本书提及的症状相关联，但也有可能独立发生，你应该吞几粒药后在家静养，等它自行退散？还是应该正视身体发出的严重疾病警告呢？

首先，让我们复习一下基础知识。大脑一般会把身体的温度定在一个很小的波动范围内。我们通过燃烧热量来产生热能，前者要么来自正常的新陈代谢，要么来自运动，这份热量会留存在衣服里面。当体温过高时，大脑就会催促我们脱掉一些衣服（正如说唱歌手奈里的热门单曲《这儿太热》里提到的那样），这样热量就能快速离开皮肤。我们也会流汗，因为液体蒸发也能使皮肤降温，还有一些热量可以通过呼吸离开。当体温变得太低时，大脑就会告诉你把衣服穿回来（奈里，抱歉），你也会不停地抖动来燃烧热量产生热能，使身体回温。

发热意味着体温超过了38℃，也就是说身体提高了自己的目标温度，一般是为了战胜感染。（身体温度高对于入侵者而言是个敌对的环境。）但是，在某些病例中，发热可能是由于感染以外的问题造成的，例如癌症、自体免疫性疾病、血块、人脑损伤以及严重的躯体应激。

一次孤立的发热现象本身并不危险，除非温度极其之高。（如果超过40℃，请去急诊。）等上一两天，潜在的问题就会浮出水面。与此同时，你可以服用对乙酰氨基酚/泰诺来对抗发热。另一方面，如果发热持续了3天以上，却没有任何感冒（鼻塞、鼻涕、头痛）、流感（肌肉酸痛、头痛、疲劳、咳嗽）及其他感染的症状，你应该去看医生。这可能意味着体内感染（例如心脏内部），或者本章中提到的其他疾病。根据发热的时长，和血液检查的结果，医生可能会通过扫描来确认诊断。

皮肤瘙痒和皮疹
ITCHY SKIN AND RASH

特约编辑：

琳赛·博邓恩（医学博士、美国皮肤科医师协会成员）

LINDSEY BORDONE，M.D.，F.A.A.D.

在自己的皮囊之下还待得舒服吗？比喻意义上，希望你是舒服的。但是说真的，你的皮肤还舒服吗？它给身体提供了一个舒适的外表层吗？大部分时候都没有伤疤、痕迹和小洞吗？

皮肤是我们身上面积最大的器官。（所以，这也是我们最长的一章。）如果移除自己所有的皮肤（我们并不鼓励），它的重量大概会在9—13.6千克左右。皮肤由三层组成，表皮层（最外面那层，防水）、真皮层（汗腺和毛囊的家）以及下皮层（结缔组织和脂肪）。

你的皮肤并不只是为了好看、保持器官干燥和证明最近去过沙滩而存在的，它还负责保护你免于感染、调节身体温度、防止水分流失以及产生重要的化学物质，例如维生素D。

不幸的是，皮肤经常会被干燥、皮疹和感染破坏，变得既不美观也不舒服。所以，当你起了疹子时，应该像网上流传的那样给浴缸倒满燕麦，并祈祷它自动消失？还是应该去皮肤科医生那儿走一趟？

吃下定心丸

没有可见的皮疹，但皮肤感觉很痒、起皮或者非常紧绷。你可能就是皮肤干燥而已，随着年龄增长，在寒冷天气里更容易发生（因为空气含水量更低了）。确认肥皂或沐浴乳含有保湿成分，在淋浴或泡澡后，用毛巾把水轻轻拭干，不要用力擦。一天保湿两次，包括拭干后立即使用保湿产品一次。如果双手特别干燥，可能是因为洗得太多，或者总是在水里作业，例如洗碗。在洗碗后应该立即保湿双手，有必要的话还应该戴手套。对于特别干燥的皮肤而言，应该使用矿脂基底的产品（例如凡士林）。干燥的皮肤可能也会瘙痒或皲裂，让你容易感染，所以如果非处方产品不能控制住症状，请尽快就医。

近期刚换了洗手液或洗衣粉的品牌，现在皮肤发红、瘙痒。很多人都会对清洁产品中的化学物质产生过敏反应。试试换一种无添加剂、无香精或荧光增白剂的温和品牌。

皮肤在太阳下待了一天后，感觉灼热、疼痛并且发红。严重的晒伤可不止是个令人不适的海滨纪念品，它还会显著增加日后罹患皮肤癌的概率。（千真万确，只要青春期经历了5次晒伤，你患上黑色素瘤的概率就会增加80%！）预防是必须的。如果要整日暴露在太阳底下，则需要涂抹手掌大小的防晒霜，且应具备紫外线b预防功能、防晒系数在SPF30以上，每2小时就应该补擦一次。如果去游泳了，则需要擦干后补涂（哪怕防晒霜声称是防水的）。若只是短暂地暴露在阳光下，也至少应该给面部涂上防晒霜。要是被晒伤了，确保自己摄入了大量水分，并在被影响的区域使用炉甘石液或芦荟。如果很痛，试试布洛芬/艾德维尔/美林。要是起了小水疱，不要挤爆，但如果水疱自己破裂了，则应该轻轻地用肥皂和水清洁，并涂抹非处方的抗生素药膏，然后用创口贴盖住。如果你的晒伤十分严重，有大水疱、头痛以及/或者剧烈疼痛的症状，应该立刻就医。

子宫内正在孕育另一套皮肤。在孕期，干燥瘙痒的皮肤是很常见的，因为激素的变化也会影响到皮肤。此外，有湿疹史的女性在孕期可能会症状恶化。少数时候，孕期妇女会患上一种皮肤病，叫作妊娠瘙痒性荨麻疹性丘疹及斑块，简称PUPPP，会导致肚子瘙痒、红肿（通常发生在妊娠纹周边）。这种情况并不危险，一般在几周内会自行退散，可以通过类固醇药膏来缓解。孕期女性也可能会发生一种更严重的疾病，叫作妊娠期肝内胆汁淤积，会导致皮肤和眼睛变黄，并伴随严重瘙痒，特别是手掌和脚掌。这种病会发展成严重的肝脏疾病，需要紧急救治。

皮肤上有环状的红色皮疹，并且非常瘙痒。你可能是感染了一种真菌，叫作环癣（rightworm）。幸运的是跟真正的虫子（worm）并没有关系，这个名字是因为疹子看上去像凸起的红色虫子。这种真菌具有传染性，甚至可以由宠物传染（它们可能不完全是人类最好的朋友）。连续两周，每天使用非处方的抗真菌药膏（例如克霉唑/十一碳烯酸）就可以治疗环癣。

拥有了运动员的脚，而不是腹肌。运动员脚[1]是一种真菌感染，会导致脚部瘙痒、皮屑和红疹，特别是在脚趾之间。这种皮疹有时候会散播到手掌、腹股沟（股癣）、大腿内侧和臀部。可以连

---

[1] 即我国俗称的香港脚——译者注。

续1—4周使用抗真菌药膏或喷雾来治疗，例如特比萘芬/疗霉舒。如果不起作用，则可能需要处方来获得口服的抗真菌药物。为了预防反复感染，应在真菌最喜欢的洗澡区域穿上人字拖。另外，在双脚变得太热或汗湿前涂抹抗真菌足粉，因为湿和热都是真菌生长的完美环境。

鼻子以及/或者脸颊总是很红，并伴有可见的血管。你可能是得了一种慢性病叫作玫瑰痤疮，主要发生在吸烟者和30岁以上的浅肤色女性中。泛红会在喝酒、吃辣、日晒、锻炼或暴露在极寒、极热环境后，变得更加严重。红斑痤疮也可能引起痘痘一样的小肿块，使鼻子和脸颊的皮肤变厚（被称为肥大性酒渣鼻），并导致眼睛干燥。不幸的是，现在还没有永久性的治疗方法。但是你的皮肤可以通过日常涂抹保湿霜/防晒霜和避开已知触发点，来变得更好看。如果症状还是很严重，皮肤科医生可能会建议包括抗生素（例如甲硝唑凝胶/柔洁凝胶）在内的进一步治疗。

被贴上了不属于你的标记。大约有半数人群会出现正常皮肤的增生，也就是悬挂在皮肤上的那些小小肉球，这种增生被称为皮肤息肉或皮赘。皮赘并不危险，但如果过于显眼或令你不适，也可以找医生将其切除。

你是不是被臭虫咬了？是不是早上一醒过来，就发现身上有瘙痒的小红点？有没有怀疑自己被臭虫咬了？准备好把整个房子都烧了以防万一吗？臭虫常为人们所害怕，因为很少能有动物能躲藏在床垫之下或家具后面。它们差不多是一元硬币上林肯脸部的大小，能进入你们家，主要是通过邻居家或者二手家具、行李箱以及其他有臭虫房间里出来的家具。（当你旅行在外，不要把行李箱放在床上或地上，应使用折叠架。）臭虫喜欢喝你的血，但讨厌阳光，所以只有晚上才发起攻击。它们会导致皮肤上出现瘙痒红肿的小痘，差不多一周才消退。类固醇药膏和口服抗组胺药（例如苯海拉明/苯那君）可以缓解瘙痒。为了确认是不是有臭虫，你需要请专门的害虫防治公司上门服务，看看你家是否被入侵了。如果发现臭虫，他们会帮你消杀。如果没发现臭虫，则需要去就医，看看出现皮疹的其他原因。

挂号求医

瘙痒用了保湿霜也不见好，逐渐扩散到全身，并且已经持续了两周以上。在少数病例中，皮肤瘙痒可能是肾脏、肝脏、甲状腺、神经和血红细胞疾病所导致的症状。医生会通过血液检查来寻找可能的病因。

你刚刚开始服用一种新药。很多药物（包括止痛药、抗生素和抗真菌药物）都可能导致皮疹和瘙痒，通常在开始服药后5—7天内出现症状。如果是在开始服用某种新药后起的皮疹，应该立刻联系医生。如果同时还伴随发热和口中的酸味，你的药物反应可能更加严重，应立刻去急诊。

手肘、膝盖或头皮上有瘙痒、掉屑的斑块。你可能是得了银屑病，这种病会导致与周边皮肤泾渭分明的斑块。这些斑块通常有类似银色的表层，当沾湿或涂抹乳液时可能会消失。通常发生在下背部、手部、足部和耳朵。因为银屑病是自体免疫性疾病，治疗方式一般就是使用类固醇药膏，在严重情况下会用到抑制免疫系统的药物。

从儿时起，你的脖子、手肘以及/或者膝盖的褶皱里，就长了干燥、瘙痒的皮疹。大概率是湿疹，也被称为过敏性皮肤炎。这种病一般从孩提时代就开始了，有些能自愈，有些人则会带入成人时期。很多湿疹患者也有哮喘和食物过敏。为了避免皮肤皲裂，应该使用保湿霜，避免洗澡时间过长，并在淋浴和泡澡的时候都使用温水（而非热水），避免任何可能引发皮疹的东西（特定的肥皂和食物，压力和流汗）。如果是轻微的皮疹，使用保湿霜和低剂量类固醇药膏便可治疗，无需处方就能在药店买到。如果瘙痒严重，可以服用包括苯海拉明/苯那君在内的抗组胺药。更严重的病情则需要处方药膏或者光线疗法（故意将皮肤暴露在紫外线中）。千万别挠得太用力，因为挠出来的伤口可能会导致感染。

皮肤上有一块疼痛、发热、发红的区域，并伴随发热和寒战。可能是皮肤及下面的软组织感染了，被称为蜂窝组织炎。如果感染的区域有点肿起，并稍显黏糊，则可能是脓肿。随着感染进一步发展，会扩散到更大的皮肤区域，红色的痕迹会危及完好的皮肤。蜂窝组织炎需要抗生素来治疗，如果有脓肿，则要抽干它们。要是没办法马上挂号，应该去急诊。

身体或面部一侧，有水疱样皮疹引起的疼痛。你可能是患上了由水痘病毒再活化所导致的带状疱疹。这种病毒会从神经到达面部、胸部或背部某侧的一片皮肤上，如果确诊得早，抗病毒药物可能还有用。在某些病例中，哪怕皮疹已经缓解，病毒还会导致持续几周的剧烈疼痛。如果你有任何疼痛感，请立刻告诉医生，因为药物对某些刺痛是有用的。在少数病例中，病毒会影响双眼导致视力丧失。

注意，如果你的年龄超过50岁，应该咨询医生，看看是否应该接种带状疱疹疫苗来预防。

在手指间的蹼、手腕、腋窝、生殖器官、膝盖和双脚上，发生了极度瘙痒的皮疹。很遗憾地告诉你，这可能是疥疮。这种病通过螨虫传播，通常是在家人或室友间直接、长时间的皮肤接触时发生。螨虫会钻到皮肤里，导致极度瘙痒和小红点。皮疹会扩散到多个身体部位（通常是上面列出来的那几个），但不会影响头部或背部。到了晚上，瘙痒会更加恶化。如果医生认为你得了疥疮，就会让你连续12小时（通常是睡觉时）涂抹一种特殊的药膏，并彻底清洗所有过去3—4天内躺过的东西（例如床单、沙发垫等）。装修时间到！

有一颗痣渐渐变大或颜色变深。时间流逝，有时候一颗简单的痣也会演变成一种危险的皮肤癌，叫作黑色素瘤。同样地，一颗新长出来的痣也可能已经是黑色素瘤了。医生应该定期检查你的身体，看看有没有可疑的痣。但是怎样才算是可疑呢？医生有时候会用ABCDE清单来确认：不对称（asymmetry）、边缘不规则（irregular border）、颜色变化（variable coloring）、直径（diameter）大于6毫米（比橡皮擦还大）和演变（evolution）（新长的或变化了的）。如果这个痣又肿又厚，那可能是另一个糟糕的征兆。早点发现并治疗黑色素瘤是非常关键的，因为这在美国是第六大常见的癌症，如果治疗不及时生存概率并不高。

两边手臂都很痒，痒到人都快神经了。这种瘙痒可能真的是由于神经问题，而不是皮肤。肱桡瘙痒是一种神秘的疾病，有可能是神经卡压的结果，会导致脖子、肩膀、上臂和/或小臂极其瘙痒。冰敷可以使瘙痒缓解，而阳光则会让它恶化。试试涂抹非处方的辣椒碱乳膏或膏药。如果不管用，医生可能会开一些帮助舒缓神经的药，例如加巴喷丁/镇顽癫或普瑞巴林/利瑞卡。

脸颊和鼻梁都有红疹，但是疹子在脸颊的内侧褶皱处却停下了脚步。你患上了一种叫面颊疹的东西，也被称为蝶形皮疹。常见的解释就是皮肤受到了一种叫脂溢性皮炎的酵母菌感染，导致了这种形状的红色带皮屑疹子。但是在很多病例中，这种皮疹会扩散到前额和头皮。主要治疗方式是抗真菌和类固醇药膏。

另一种可能性的是274页提及的红斑痤疮。

对于面颊疹，可能性最小但最危险的解释是红斑狼疮，这是一种主要见于年轻女性的自体免疫性疾病。与红斑痤疮一样，红斑狼疮所导致的面颊疹会在阳光下恶化。不同的是，吃辣或者摄入酒精对其没有影响。一次全面的检查（可能再加上一些血液检查）可以确认你的皮疹到底是哪种疾病引起的。

你去过森林或高茎草丛，现在起了像牛眼睛似的疹子。莱姆病是伯氏疏螺旋体感染的结果，这种细菌通过鹿蜱传播。每4个莱姆病患者中只有1个人会意识到，他们被蜱虫叮咬了。大多数人感染莱姆病的第一征兆，就是会起一种叫作游走性红斑的疹子，它看上去是一个很大的红点被一圈红色环形围绕着，两者之间的皮肤则是正常的（想想塔吉特超市的标志）。这个环形会在接下来的几天内移动，所以叫作游走性红斑。抗生素对莱姆病的初期患者非常有效，可以预防长期的并发症，例如膝盖痛和心脏问题。

你没日没夜地暴露在太阳下，现在有了粗糙、起皮、发黄的皮肤斑贴。你可能是得了日光性角化病，俗称AK，这意味着皮肤厚实、粗皮，像砂纸一样，常见于暴露在阳光下比较多的区域（例如脸部、耳朵、脖子、头皮以及手背）。AK可能会演变成一种叫作鳞状细胞癌的皮肤癌，所以应该及时让医生知悉自己的症状。最常见的治疗方式就是通过液氮来移除患病皮肤。

皮肤上起了一种蜡状的、肿起的棕色增生。可能是脂溢性角化病，俗称SK，主要发生在中年或晚年，会导致表皮不正常，像疣一样。SK有时候也被叫作人肉藤壶，因为它们就是长在那儿也没啥害处。不过为了安全起见你还是应该告诉医生，因为有时候可能会跟黑色素瘤混淆。SK不需要治疗，如果觉得碍眼也可以移除。

你感觉皮肤下面有个橡胶似的肿块，用手指按压时很容易游走。这可能是有脂肪瘤，一种长在皮肤最深层里封闭的脂肪结块。这种肿块有较大的遗传性（你是半人半骆驼吗？），一般不会有什么害处，如果有碍观瞻也可以移除。在罕见的病例中，它们病变成了真正的肿瘤，叫作脂肪肉瘤，因此，你的医生应该周期性地检查这些肿块，看看有无变化。

直奔急诊

你长了荨麻疹（遍布全身的红色斑点状皮疹），并伴随舌头或喉咙的刺痛/肿胀，恶心或者难以呼吸。这可能是一种严重的过敏反应，被称为全身性过敏反应，通常由食物或药物引起。最常见的问题食品是花生、鸡蛋、鱼、甲壳类和木本坚果（例如杏仁和核桃）。这种皮疹通常可以通过抗组胺药治疗，例如苯海拉明/苯那君，但是更严重的病情（伴随呼吸问题）则需要类固醇和紧急注射的肾上腺素。

　　你有发热现象，皮肤、嘴唇和嘴里有疼痛并带紫色的水疱，可能同时眼睛还疼痛发红。你可能是患上了一种危及生命的疾病，叫作史蒂文斯–约翰综合征/中毒性表皮坏死松解症，或简称为SJS/TEN。这是一种对药物或感染（后者更少见）的反应，罕见但十分危险。你的皮肤可能真的会从身体上脱离，导致严重的水分流失和感染。患病人群需要到烧伤病房中治疗。

脱发
HAIR LOSS

特约编辑：

琳赛·博邓恩（医学博士、美国皮肤科医师协会成员）

LINDSEY BORDONE, *M.D.*, *F.A.A.D.*

男人们常常会失去头顶的毛发，但脖子、后背以及不可描述部位的毛发，却能长得又粗又碍眼，这真是个残忍的玩笑。想想根本就不科学，难道进化论希望你晒伤头顶？我们应该给秃了的部位涂防晒霜吗？（是的。）

脱发，又称秃头，是特别常见且不分性别的。男性通常会在30岁后半开始发现梳子里多余的头发。大部分的脱发可以归咎于家长双方的基因，所谓外公直接遗传下来的脱发是一种误会。

正常的毛发生长分三个阶段。90%的毛发都处于生长期，这个阶段可以持续数年，并决定了头发的最终长度。其余的毛发已经处于退化期，逐渐失去了对毛囊的抓力。也有可能在静止期，这个阶段是毛发转移到你们家浴室地漏前最后的淬炼。

脱发通常只是岁月的正常组成部分，不是什么潜在疾病的征兆。不过在少数情况下，它可能是情绪压力、疾病和激素改变的结果。那么咱们的救护车到底该驶向何方？医院还是美发机构？

吃下定心丸

旧的不去，新的不来。正常情况下，人们每天都会掉100根左右的头发。（请不要真的去数行吗。）好消息是，同样在正常情况下，每天也会长出100根左右新的头发。只要新旧平衡，头皮上应该还是有100 000到150 000根头发的。

你秃顶了，看上去跟你爸一模一样（或者更惨，像你妈）。雄激素性脱发，是男性或女性秃顶的正式名称。一般在白人男性中最为常见，他们大约一半都会在50岁左右开始脱发。女性留住头发的时间更长一点，不过仍然有1/3的白人女性会在70岁时脱发。大部分男性会从头顶或前额脱起，两侧幸免。女性的头发则会更均匀地变薄。正如287页的"便捷参考"中所说，很多药物和手术都是用于治疗秃顶的，但结果有好有坏。（我们正式删除关于植发的笑话，以免特工人员找上门。）另一个选项是自体毛发移植术，也就是将健康的毛囊从正常头皮（如有需要，身体也行）转移到秃了的头皮上。如果打算走这条路，一定要看看你的医生过去做的手术照片，这样就知道自己会经历些什么。

你总是把自己头发搅和来、搅和去。习惯性地拉扯、搅和、甩动头发，或者梳马尾和玉米辫这样很紧的发型，是真的会导致脱发。这种现象被称为拉扯性掉发，只会影响被拽到的头发。是时候放下你的头发，还它自由了。

挂号求医

总是觉得疲惫，但不是因为脱发焦虑了一整夜导致的。甲状腺疾病和缺铁性贫血，都能导致脱发和精力下降。甲状腺功能减退会引起持续性疲劳，而贫血则会导致呼吸短促和运动能力下降。简单的血液检查就可以确认这些问题，并决定治疗方案。

你刚从某个巨大的压力源中恢复……现在，秃顶了！与手术、减重、分娩和其他情绪性经验相关的极端压力，可能导致大部分的头发进入静止期。因为这个阶段平均要持续3个月，所以多数头发都会在压力源过去后开始脱落。这种病被称为静止期脱发，不过更合适的名字恐怕是"雪上加霜"。好在你的头发还会长回来，但坏消息是，我们没有办法加速这个过程，所以你只能在此期间买个好点的假发了。去咨询一下医生确定诊断正确，总是不会错的。

你需要梳理一番自己服用的药物。能导致脱发的药物包括多种化疗药物、华法令阻凝剂/可迈丁、类固醇、避孕药、锂、安非他命以及维生素A补充剂。在大部分情况下，停药几个月后头发就会自己长出来，但务必在停药前咨询你的医生。

脱发形成了较小的、平滑的、圆形斑块。这可能是斑秃，也就是说，身体的免疫系统错误地攻击了一些毛囊。每50个人中就有1个会遇上这种病，它会导致硬币大小、光滑的脱发斑块，被一圈较短的头发包围。在比较罕见的情况下，病人会失去胡须（须秃）以及头皮（全秃）或全身所有的毛发（普秃，拉丁语中"像婴儿屁股一样光滑"的意思）。约一半的患者会在一年内重新长出头发，不过脱发还有可能反复。给脱发处注射类固醇（来抑制免疫系统）可能有所帮助，所幸这个病并不意味着更广泛的自体免疫性疾病。

你有一小块脱发，伴随瘙痒和灼烧感。可能是瘢痕性脱发（由于瘢痕导致的脱发），这是一种非常严重的脱发，因为毛囊已经被破坏了。首先，头发是长不出来了。受影响的区域通常会有锯齿状的边缘，可能也会瘙痒和灼热。我们的目标应该是尽早确诊，并遏制扩散的势头，通常可以通过类固醇药膏以及/或者注射来解决。皮肤科医生很可能会做一个小小的皮肤活检（没那么痛）来确诊。瘢痕性脱发有很多种，值得一提的是中心离心式瘢痕性脱发（挑战一下，快速念五遍），常见于黑皮肤女性。这种情况下，脱发会从头皮顶点开始，逐步向外扩散。另一些常见的种类包括毛发扁平苔藓和前额纤维化脱发。

你同时患有蝶形皮疹（查阅278页）。红斑狼疮有可能在年轻女性身上引起脱发，也会导致鼻子和脸颊上长出典型的"蝴蝶状"红疹。有时候，红斑狼疮只会导致头发稀疏和/或干燥。但是在更严重的病情中，它能引起永久脱发，导致底层皮肤颜色变苍白或变深。红斑狼疮也会引起心脏、肾脏和关节的严重问题，所以只要你有所怀疑，一定要去进行全面的检查。

你跟错误的对象做了不可描述的事情。又一个采取保护措施的理由：性传播感染可能导致脱发。也许，这就是老天爷让你在恢复健康前，减少性吸引力的方式。引起脱发最常见的性传播疾病是梅毒。（号外：梅毒还存在着，它可不仅仅是你在爷爷日记里读到的传说。）梅毒会导致头发一块一块地脱落，一般被形容为虫蚀状（就像一条小虫在慢慢吃掉你的头发）。脱发也跟HIV有所关联，不仅是疾病本身，也可能源自一些用于治疗的药物（例如拉米夫定/贺普汀）。因为尚不明确的原因，患有HIV的黑人头发也有可能变直。

脱发的区域瘙痒并掉屑。脱发处瘙痒掉屑常见的原因是真菌感染性头癣。真菌一般会在头皮处折断头发，而不是导致其整根脱落。所以，被感染的区域会有很多小斑点，代表着折断的细小发根。这种病有传染性，下次管秃顶人士借帽子时，请你三思。另一种有可能的原因是银屑病，尤其是在类似于手肘或膝盖的身体其他部位也有银屑病的情况下。去跑一趟皮肤科就能确诊，并决定正确的治疗方案。

直奔急诊

你正在为了脱发而服药，同时感觉到严重的晕眩、意识模糊以及/或者失去知觉。用于治疗脱发的药物都有可能导致晕眩，例如米诺地尔/落健、非那雄胺/保发止以及螺内酯/安体舒通。其中，米诺地尔和螺内酯也被用于控制血压，所以有可能会把你的血压降到比较危险的低位。另外，螺内酯则可能导致钾含量上升，增加心律失常的风险。如果正在服用以上药物，并感觉到严重的头昏眼花、心率过快以及/或者失去知觉，应该立即请求救助。

来自（药）瓶子的头发

很多头发稀疏或秃顶的人，可以靠一些宣称生发的药物帮助，夺回部分头发。但是注意了，这些药物只能在雄激素性脱发的情况下帮上忙。此外，互联网充满了民间偏方，它们可能不会让你的头发变厚，但绝对能让你的钱包变薄。所以，我们总是建议患者在咨询医生的前提下用药。

对于男性，最佳的选择包括一种头皮药膏（米诺地尔，适用于落健和其他产品中）和一种药丸（非那雄胺/保发止）。非那雄胺对年轻的男士最为有效，并附赠了缩小前列腺和增强尿液压力的作用。不幸的是，也可能导致每100个使用者中就有1个发生性功能障碍——这可能违背了你要生发的初衷。

对于女性，最主流的选择是米诺地尔药膏和螺内酯/安体舒通。螺内酯只在绝经前有效，它同时也是种利尿剂，所以患者可能会发现自己去厕所的次数变多了。这种药有时候会导致钾含量升高，以及乳房肿胀和压痛。重要信息：不可在孕期服用。

失血或淤青过多

EXCESSIVE BLEEDING OR BRUISING

每个成年人体内都含有约5升血液，足以装满差不多一打斯奈普果汁的玻璃瓶。（不要试图证明这句话的准确性。）

　　血液能把氧气带给器官、对抗感染，并且把废料运到肾脏和肝脏等。但是如果处在竹篮打水的环境里，血液也成不了什么事。为了预防这种情况，身体会产生一团一团凝结的血液，被称为血块，它们会像用在墙上的石膏一样，填补任何可能出现的漏洞。

　　在某些情况下，血块无法按照既定计划快速凝结，这就导致了一些小创伤引发的出血或淤青。其后果既包括令人烦躁又频频复发的鼻血，时不时会吓坏约会对象与同事，也包括了性命堪忧的大量失血，可能就连恐怖电影爱好者也会当场崩溃。

　　冷知识：出血致死的医学术语叫作"放血"。但是这种情况很少见，因为这意味着流血的人会真的流干净最后几滴血。因出血而危及生命，更常见的情况是发生在大脑（被增加的压力而受到挤压）周围时，或是当逐渐减少的血量无法给心脏输送足够的氧气而使其罢工时。就像所有医学生早早领悟到的那样，一切出血都会停止……反正最终会停止。

　　所以当你的手脚比以前更容易淤青了，反复流鼻血或月经量增加了，这些情况正常吗？应该担心一下血流得太快吗？你需要补铁片还是救护车呢？

吃下定心丸

偶尔流鼻血。如果鼻血只不过是一年流几次，完全不用担心，最主要的原因包括抠鼻孔（特别是用尖尖的指甲去抠的时候）以及普通感冒（因为擤鼻涕太频繁）。流鼻血在冬季更为常见，因为干燥的空气会刺激鼻孔，并使其内膜变得干燥开裂，简单的解决方案就是在卧室里摆一台加湿器。尽管广为流传，但高血压其实不会导致流鼻血，只不过亲眼见到血液从鼻子里喷涌出来的话，确实可能血压骤升。把鼻孔捏住20分钟以上，鼻血基本上就会止住，要是还持续流血则需要去急诊处理。如果一周内就流了好几次鼻血，或者因为止不住的鼻血跑了好几趟急诊，应该去医生处检查凝血障碍的可能性。

你正在服用抗抑郁剂。最受欢迎的抗抑郁剂是选择性5-羟色胺再摄取抑制剂，简称SSRIs，它能修改大脑基于血清素而产生的信号。不幸的是，用来凝血的细胞（血小板）在凝结血块时使用同一种化学物质来发射信号，结果就是有些服用SSRIs的人会发现自己出血或淤青的次数稍微增加。如果是非常显著的增加，则可能是其他的问题。

你每天都服用阿司匹林或止痛片。NSAIDs，也就是包括阿司匹林、布洛芬/艾德维尔/美林以及甲氧萘丙酸/萘普生/消痛灵在内的常见止痛药物，会阻碍血小板的正常工作，导致出血风险稍微增加。

有时候，这种效果是明显的，一个例子就是医生可能会开每日服用的低剂量阿可匹林（以前被称为小阿司匹林），来帮助预防引发心脏病发作和中风（卒中）的血块凝结。但是在服用高剂量NSAIDs的人群中，出血可能会是个棘手的副作用。如果你是为了预防心脏病发作或中风（卒中）而服用阿司匹林，请在停药前咨询医生。如果是为了止痛服用NSAIDs，可以试试换成对乙酰氨基酚/泰诺。

迈入晚年，你发现手臂和腿部开始频繁出现淤青。与腰围不同，皮肤厚度会随着年纪增长而下降。血管会变得更加接近表皮，更容易被日常中的磕磕碰碰所伤害，导致小淤青的频繁出现。如果有较长的暴露在阳光下或使用类固醇药膏的历史，这种变化会来得更早一些。不幸的是除了穿长袖长裤，没有其他有效的治疗方案。

挂号求医

你非常肯定自己比一般人发生出血或淤青的情况要多得多。如果以下几条里有看着眼熟的情况，医生会检查你是否患有血液疾病：

· 尽管最近没受过严重外伤，还是在身上频繁发现大块淤青；

· 每周流鼻血好几次，或为此就医了好几次；

· 月经量很大，但妇科医生说你的子宫一切正常；

· 关节肿胀，受了点小伤就会有淤青；

· 牙医表示，你在拔牙后流血太多。

如果初步检查看上去一切正常，医生还会进一步观察是否有血管性血友病，每100个人中就有1个患有这种出血性疾病，但在常规检查中很难发现。有血管性血友病的患者在出血或接受手术时可能需要特殊的医疗手段。

因为月经量大，你频频请假。请查阅167—170页来获得我们关于经期流血的建议。基本而言，月经量大通常是子宫壁异常的结果，包括纤维瘤或息肉都有可能。但如果这些异物都不存在，则应该考虑凝血障碍的可能性。

你正在服用血液稀释剂。你的期望是什么？！血液稀释剂是用于防止血块形成的，增加出血量是一个不可避免的副作用。你和医生应该不断交流血块和出血之间的风险如何取舍的问题。最常见的血液稀释剂都列在了296页的"便捷参考"里。还是那句话，咨询医生前不要自行停药。

你流露出母性光辉（还流出了血）。立刻去见妇科医生。阴道出血很可能意味着与妊娠相关的问题。其他部位的流血或淤青过多则可能是凝血障碍。举例而言，HELLP综合征这个名字看上去像是"地狱（hell）"和"救命（help）"的不祥组合，它会导致妊娠后期流血，原因是异常血小板（生产血块的细胞）破坏。实际上，H代表溶血，意味着血小板细胞破坏；而EL代表肝酶素升高，意味着肝脏受损导致某些化学物质流入血液；而LP则代表了血小板水平低。

你患有已知的肾脏或肝脏疾病。如果病情严重，你的肾脏无法充分过滤血液，遗留的化学物质就会破坏血小板。而严重的肝脏病情，则会让肝脏无法产生足够的凝血因子，后者是一种使血小板形成血块的化学物质。要是发现自己出血和淤青的情况变得严重，务必告知医生。想从颓势中挽救肝和肾可不容易，但医生会检查看看是否有其他可逆的原因导致了出血。

过去几个月或者几周发生了很多次腹泻状况。首先，你为什么如此忽视腹泻？！务必查阅一下关于腹泻的那一章（215页），掌握下自己的状况。无论是什么原因，持续性的腹泻都会导致难以从食物中吸收某些维生素，例如维生素K，而肝脏需要维生素K来正常产出凝血因子。所以，如果你缺乏维生素K，就会更加容易流血和淤青。在肠胃功能恢复正常前，你都要在医生的指导下补充维生素K。

皮肤上到处都是微小的淤青。小血管普遍遭到破坏会导致大量的淤青，每一个都约等于一个铅笔橡皮擦头的大小。在某些部位，可能会跟大的淤青融为一体。这种现象的医学名字叫作"紫癜"，起因有很多，包括凝血系统被严重破坏、严重的感染、血管壁的钙流失（在严重的肾脏疾病中有可能发生）以及自体免疫性疾病。尽快去看医生，如果这些创伤很痛，以及/或者你正在高热，应该直接去急诊。

连续几天或者几周都有偶发性流血，时常感到疲劳和气喘。你有可能是贫血，这说明身体的血液供给变得极度不足。器官和肌肉得不到足够的氧气，导致它们逐渐油尽灯枯。务必尽快就医确诊，并控制住流血源头。有严重贫血的患者需要输血，一般患者则通常需要服用补铁的保健品。（铁是红细胞生产的必需品，在失血过多时铁含量也会下降。）

你的关节异常灵活。你可能是患上了一种罕见的疾病叫作埃勒斯·当洛综合征，会影响身体里的结缔组织（总的来说，就是那些把关节、皮肤、血管和其他东西牢牢支撑在一起的组织）。这种病的患者会变得特别灵活，举例来说，当他们把手掌撑在桌面上时，可以把小指头掰到对着天花板的角度。如果你能像小绿人冈比一样扭动身体，皮肤也特别有弹性，而且很容易淤青（因为血管脆弱），那你可能就是埃勒斯·当洛综合征患者。（当你这么跟医生说时，做好准备，可能会面对一阵短暂的发呆，接着一阵疯狂搜索。）

经常流鼻血，嘴唇、舌头以及/或者手指上都有小红点。你可能是患上了一种罕见疾病，叫作遗传性出血性毛细血管扩张症。（希望你是个单词背得还不错的孩子！）这种病会让身体遍布扩张的、脆弱的血管，并导致动脉和血管之间连接异常。最常见的症状是频繁（每周甚至每天）流鼻血以及/或者大便带血。大部分病人的嘴唇、舌头或手指上都有无数个小红点，这其实是靠近皮肤表层的血管扩张的表现。

你吃椰子的时候没加上青柠。啊哦，朋友，你估计得不上坏血病，但后者确实能导致频繁的淤青，而且说出来也挺搞笑，它在连续几周没摄入维生素C的时候就会出现，所以曾经在水手和探险家中流行过。富含维生素C的食物包括柠檬、青柠、草莓、球芽甘蓝、西蓝花和花菜，这些东西在海盗船的货舱里可不常见。因为生成结缔组织（把血管和关节绑在一起）需要维生素C，后者不足就会引起频繁淤青。现如今，坏血病主要发生在严重营养不良的人群中。

直奔急诊

你划伤了自己，现在整个房间看起来活像一场惊悚电影。也许你只是想用一把剑来开香槟（比想象中难），也许刚学会了抛球的把戏,现在就开始抛火刀了,不管什么原因,你现在被划伤了,不知道怎么办。第一步就是把血尽可能擦干净,仔细检查伤口。第二步,用干净的清水冲洗伤口,并按压止血。

如果伤口很深(触及肌肉或脂肪)或者很长(超过2.54—5.08厘米),应该直接去急诊,别忘了去的路上也要压住伤口。如果口子比较小,按压20—30分钟直至出血停止。若是伤口的边缘裂开了(包括在身体自然动作的情况下),或者重新开始出血,你可能需要缝针,应该立刻去急诊中心。要是伤口边缘撑住了,流血也停下了,那么涂一点抗菌药膏并用创口贴盖住就行。

在捏住自己鼻孔20分钟后,鼻血也没有停下来。几乎所有流鼻血的情况,都会在用力捏住鼻孔(持续捏住,别偷懒)20分钟后停止。如果血流不止,你可能需要去一趟急诊,动用更厉害的手段。一般的选择包括缩小血管的鼻喷雾、鼻孔棉条(跟你想象的一模一样)以及鼻部气球(会在鼻孔里膨胀,从而挤压血管使其停止流血)。

下面流出了亮红色的血液。肠道出血是可能致命的,如果大便伴随很多血,应该立刻去急诊。几滴血或者厕纸上有血色痕迹,则没那么紧急(详情查阅227—233页)。

大量出血并感到头晕或虚弱。出血量较小的时候,身体可以制造新的血液并找到减少影响的办法。但是当出血量大且迅速时,身体赶不上进度,血压就会开始下降。主要症状包括头晕眼花、眩晕以及/或者虚弱,特别是站起身的时候。应该在昏倒前尽快求助。

便捷参考：

过于容易形成血块

　　尽管血块给受损的血管充当石膏的角色，有时候你也会发现石膏出现在了不属于它的地方，而后果往往就是一场灾难。举例而言，在给心脏肌肉供血的动脉里出现一个小小的血块，就能导致心脏病发作。同理，给大脑供血的动脉里出现血块，就可能引发中风（卒中）。此外，腿部和盆骨里的血块则会游走到肺部，阻塞血液流回心脏，从而导致一种叫作肺栓塞的疾病。

　　如果经历过心脏病发作或者中风（卒中），医生可能会开阿司匹林来抑制部分血小板（形成血块的血液细胞）的功能。如果犯过心脏病，可能还需要服用另一种药来减弱血小板功能，例如氯吡格雷/波利维、普拉格雷/抑凝安或者替格瑞洛/倍林达。

　　如果你的腿部或肺部有较大的血块，也许需要强力的血液稀释剂才能预防血块进一步扩大，促使它们消散。与阿司匹林和以上其他药物不同，真正的血液稀释剂瞄准了一种叫作凝血因子的化学物质，而不是血小板。很多人也会因为一种叫作心房颤动的心律异常而服用血液稀释剂，这种病会增加心脏形成血块的风险［可能游走到大脑引发中风（卒中）］。植入了机械心脏瓣膜的人群也需要血液稀释剂，预防血块的形成。

很多年来，唯一有效的血液稀释剂就是华法令阻凝剂/可迈丁。这种药物对于预防血块特别有效，但确定每个病人需要的剂量很难。此外，在摄入一顿富含维生素K的大餐（常见于绿色叶菜、西蓝花等）后，这种药就会效果下降。所以服用华法令阻凝剂的人通常需要定期检查血凝功能，有时候需要调整剂量。

最近，有很多不需要密切监测，也不被食物所影响，但同样有效的药物陆续出炉。你可能看到过一些电视广告（准备告这些药的律师也看到了，因为惊喜的是，这些药还能导致出血），最主要的品种就是利伐沙班/拜瑞妥、达比加群酯/泰毕全和阿哌沙班/艾乐妥。这些药物唯一的主要缺点就是，如果你发生了一场严重出血事件，它们的效果可不容易逆转。另外，对于因机械心脏瓣膜而服用血液稀释剂的人而言，它们的药效不够强烈。

后记：

事实证明，你健康得很

所以，你看到了这儿也没发现自己有任何问题。恭喜！你应该会尽可能长久地保持健康。但是也有理由好奇，自己是否无论如何，都该每年去看一次医生以防万一。毕竟，我们这样的书与实实在在的身体检查或抽血，还是有所区别的。也可能你有些不温不火的问题，只是还没引起任何症状罢了。

如果年龄在65岁以下，又没有服用任何处方药的话，每年（或定期）检查可能有点过了。但对于所有成年人（从18岁开始算）而言，接受常见疾病的常规检查，并确保定期接种疫苗则是很重要的。

举例而言，我们应该至少每三年去见一次初级护理医生，检查任何可能导致晚年心脏病发作和中风（卒中）的症状，例如高血压、高胆固醇和糖尿病。这些问题一般不会引发任何具体症状，而且只能在筛查中发现。如果刚开始进行一项竞技性运动或剧烈的体育锻炼，医生可能会询问一些额外的事项来筛查心脏问题，或者会周期地跟你讨论关于饮食、抑郁、焦虑、滥用药物和家庭暴力方面的话题。最后，每个人一生中都应该至少检查一次HIV感染，哪怕没有任何潜在的风险因素。

如果是女性，还应该每隔几年就去看一次妇科医生。若有性生活，则应该定期检查性传播的感染，例如衣原体和淋病，因为这些感染不一定会有具体症状。妇科医生也会提供一些避孕方面的解决方案，例如子宫内避孕器，这些事情初级护理医生可能做不到。最后，你需要定期做子宫颈抹片来筛查宫颈癌（不妨看看下面的癌症筛查清单）。

某些人群应该定期咨询一些跟他们自身有关的问题。例如，与同性保持关系的男性患HIV和多种性传播感染的风险要比一般人高，所以需要更频繁地筛查。此外，有些人群感染HIV的风险非常高（性伴侣HIV呈阳性的人群、与同性发生关系但不使用安全套的男性、静脉药瘾者），服用抗HIV药物来预防（而不是治疗）感染对他们而言会有益处。

随着年龄增长，你需要开始进行不同种类的癌症筛查。这些筛查的目的，是在早期可治疗的时候就发现癌症。当然了，早期癌症不会引起任何症状，所以哪怕你自我感觉良好，也应该去做筛查：

·宫颈癌：女性应该从21岁起，每三年做一次子宫颈抹片。在30岁之后，如果跟HPV检查相结合且结果正常的话，子宫颈抹片可以每五年做一次。大部分女性可以从65岁开始，不再做子宫颈抹片。

·乳腺癌：如160页所述，女性应该从40或50岁开始，每一到两年做一次乳房X射线；

·结肠癌：如232—233页所述，应该从50岁开始做结肠镜检查，至少每十年重复一次。部分人群建议从45岁开始，如果有结肠癌的家族病史，则应该更早开始。

·**肺癌**：如果年龄超过55岁，有重度吸烟中（不管现在有没有戒），就应该跟医生咨询肺癌筛查事宜。这种检查还比较新，所以不是很普遍。

·**前列腺癌**：凡是男性，都应该就筛查事宜咨询医生。虽然筛查的益处还没有被有力证明，但你的风险因素可能会导致需要筛查。

·**皮肤癌**：如果是浅肤色或者痣多，应该从30岁或40岁开始进行全身皮肤检查，来确认是否患有黑色素瘤这种皮肤癌（查阅277页）。每一到三年，都应该重新检查一次。

最后我们强烈建议，只要年龄在40岁以上，就应该咨询律师，出具一份医疗护理事前指示。这个文件会列出你在医疗方面的意愿，以防出现无法为自己做决策的情况。事前指示里会明确指出，如果病情特别严重，不太可能实现有意义的康复，你是否愿意使用生命支持设备，这在每家医院都是个棘手的情况。不过比较麻烦的是，文件需要明确定义，你所认为的"生命支持设备""不太可能"和"有意义的"。这些都没有正确答案，你应该跟所爱之人好好讨论，避免日后有什么意外。同样地，你还应该指定一个医疗代理人，也就是当出现了任何事前指示里没涉及的情况时，谁具有替你做决定的法律权力。如果不进行指定，通常会默认为你的配偶、成年子女或父母。

如果年龄在65岁以上，哪怕健康情况良好，也应该至少每年见一次医生以防万一。你仍然需要做以上提及过的筛查，再加上一些与晚年情况有关的检查（听力和视力、记忆力、骨密度、跌倒风险等等）。如前文所述，起草一份医疗护理事前指示并制定代理人也是十分有必要的。很不幸的是，我们看到过太多家庭出现了巨大分歧和争端，就是因为他们所爱之人病情危急、无法沟通，又没有在事前明确地列出自己的选择。

因为年龄会让你罹患严重疾病的风险增加，你应该提前研究好离家近的医疗机构。当需要住院治疗时，你应该不希望治疗质量是随机决定的。很多网站都提供了各个医院在医疗质量与安全性方面的信息，包括HospitalSafetyGrade.org和Medicare.gov/hospitalcompare。

延伸阅读

如果我们没能解决所有让你心急火燎的问题，或者出现了一些我们没提到的奇怪症状（例如，无法解释地想要吃冰），又或者你是个想听听另一种意见的优秀患者，可能正在苦恼接下来应该怎么办。正确答案是……去找你的医生！但如果现在时间是凌晨两点，你又实在无法忍受自己的疑心了，可以参考以下在线资料，我们认为总体而言，都是可以信任且较为准确的。（顺便一提，如果特别渴望吃冰，可能是因为缺铁。）

Am I Dying?!: https://www.amidying.com (我们比较偏爱这一个。)

Merck Manual: https://www.merckmanuals.com

UpToDate for Patients: https://www.uptodate.com/contents/table-of-contents/patient-education

Mayo Clinic: https://www.mayoclinic.org/patient-care-and-health-information

National Institutes of Health: https://www.nih.gov/health-information

致谢

我们非常感激来自朋友们、同事们和导师们的支持与智慧，包括凯西·琼斯（CASSIE JONES）、丽兹·帕克（LIZ PARKER）、丝塔西·雷德（STACY RADER，有次一起吃寿司的时候，她颇有先见地说，"你们应该写本有趣的书"）、安德蕾·罗森（ANDREA ROSEN）、谢尔比·梅兹丽克（SHELBY MEIZLIK）、阿兰·舒沃兹博士（DR. ALLAN SCHWARTZ）、本间骏一博士（DR. SHUNICHI HOMMA）、唐纳德·兰德里博士（DR. DONALD LANDRY）、勒罗伊·拉班尼博士（DR. LEORY RABBANI）、穆罕默德·奥兹博士（DR. MEHMET OZ）、格雷格·斯通博士（DR. GREGG STONE）、史蒂文·马科斯博士（DR. STEVEN MARX），以及我们所有的特约编辑。同时还要感谢大卫·维纳博士（DR. DAVID WEINER），帮我们审阅关于男性生殖健康的那一章。

最重要的是，感谢家人一直激励和支持着我们的医疗事业，并允许我们花费那么多时间在写作和修改这本书上。

关于特约编辑

安卡·迪努·阿斯卡纳塞（医学博士、公共卫生学硕士）

ANCA DINU ASKANASE, M.D., M.P.H.

纽约长老会医院/哥伦比亚大学医学中心的风湿病学家。她是哥伦比亚狼疮中心的创始人和主任，也是风湿病临床试验的主任。阿斯卡纳塞医生在纽约大学接受了风湿病学家的培训，并在教学团队工作了15年之久，其间负责指导临床试验、培训研究生和住院医师，还参与治疗自身免疫性疾病的挑战性病例。为了更好地给这些毁灭性疾病的患者提供护理，她将研究重点放在从医患双方角度来看待疾病结果的深入理解上。阿斯卡纳塞医生是骄傲的哥伦比亚大学校友，与家人一起住在纽约市晨边高地，喜欢戏剧和歌剧。

艾米·艾特克森（医学博士）

AMY ATKESON, M.D.

纽约长老会医院/哥伦比亚大学医学中心旗下心肺睡眠和呼吸

障碍中心的临床医学助理教授。她毕业于耶鲁大学，主修生物学，并继续在本校获得了医学博士学位，随后进入纽约长老会医院/哥伦比亚大学医学中心并完成了实习、住院医师培训和首席住院医师培训。在此之后，艾特克森医生留在哥伦比亚大学继续参与了肺部、重症监护和睡眠医学的进修培训项目。在临床方面，艾特克森医生擅长处理睡眠呼吸障碍，她的研究专注于为肌肉神经疾病患者实施非侵入性通气。作为四个男孩的母亲，艾特克森医生喜欢旅行，目前已经带着孩子们跨越了六大洲。没有受到时差折磨的时候，她几乎都在跑步、骑室内单车和滑雪——注意并非同时进行。

琳赛·博邓恩（医学博士、美国皮肤科医师协会成员）

LINDSEY BORDONE, M.D., F.A.A.D.

纽约长老会医院/哥伦比亚大学医学中心皮肤科的助理教授。博邓恩医生毕业于哥伦比亚大学工程与应用科学学院，获得了生物医学工程学学位，之后在鲁特格斯大学的罗伯特·伍德·约翰逊医学院获得医学博士学位。完成两年的内科住院医生和三年的皮肤科住院医生培训后，她成为哥伦比亚大学医学中心皮肤科的黑色素瘤研究员。博邓恩医生和她的丈夫以及三个孩子一起住在曼哈顿，闲暇时间喜欢和孩子们一起游泳和创作艺术作品。

陈艾伦（医学博士、公共卫生学硕士、美国物理医学和康复学会会员）
ALLEN CHEN, M.D., M.P.H., F.A.A.P.M.R.

　　纽约长老会医院艾伦医院旗下丹尼尔及简·奥奇脊柱医院的康复医学主任，也是哥伦比亚大学医学中心康复和再生医学的助理临床教授。他是物理治疗和康复科以及疼痛医学的专业认证医生。陈医生在哈佛大学完成了本科教育，随后在加州大学洛杉矶分校获得公共卫生学硕士学位，在纽约大学获得医学博士学位。他的研究成果发表在了以《新英格兰医学杂志》为首的多个同行评审期刊上，也曾被不少媒体报道过，包括《纽约时报》、《波士顿环球报》和《赫芬顿邮报》等。陈医生完成过洛杉矶和纽约市马拉松比赛，并为在阿塔卡马、戈壁、塔克拉玛干和纳米比亚沙漠举办的众多马拉松和越野马拉松提供医疗服务。他是狂热的冲浪、攀登和滑雪爱好者，如果人不在曼哈顿，就是在世界各地的海洋和山脉当中。

本杰明·勒布沃尔（医学博士、理学硕士）
BENJAMIN LEBWOHL, M.D., M.S.

　　纽约长老会医院/哥伦比亚大学医学中心消化内科学部的医学和流行病学助理教授。他毕业于哈佛大学，并在2003年从哥伦比亚大学医学院获得医学博士学位。在哥伦比亚大学，勒布沃尔博士完成了实习、住院医师、首席住院医师和专科医生的培训。同时，他还获得了哥伦比亚大学梅尔曼公共卫生学院的生物统计学系的硕士学位。勒布沃尔医生现在就职于哥伦比亚大学的乳糜泻中心，与美国及海外的机构合作研究乳糜泻的流行病学、护理和自然史。他曾获得美国胃肠病协会研究学者奖（2014—2017），并担任了瑞典斯德哥尔摩的卡罗林斯卡研究所的联合学者，在那里进行乳糜泻的人群研究。如果没有操作结肠镜检查的日程，他就会去纽约马马罗尼克的圣托马斯管弦乐队演奏大提琴。

贾森·A.莫奇（医学博士、美国外科医生学会成员）
JASON A. MOCHE, M.D., F.A.C.S.

面部整形和重建手术以及头颈部外科的专业认证医生。莫奇医生以最高荣誉毕业于华盛顿大学，在校期间共同开发了用于急救气道处理程序的手术模拟平台。随后他在西奈山医学院以班级前列成绩毕业，获得了医学博士学位，并在马里兰大学的休克创伤中心完成了头颈部外科实习和住院医师培训。紧接着在圣路加-罗斯福医院中心完成了颅面整形和重建外科的研究。莫奇医生曾在许多国家会议上演讲，发表了大量科学文章、论文和教科书章节。他擅长面部整形和重建手术、内窥镜鼻窦和颅底手术以及一般的耳鼻喉疾病治疗。

尼古拉斯·莫里森（医学博士、美国外科医生学会成员）
NICHOLAS MORRISSEY, M.D., F.A.C.S.

哥伦比亚大学医学中心外科/血管外科的副教授。他的临床范围涉及外周血管疾病各个方面的管理。除了忙碌的临床实践外，莫里森医生还深入到了临床研究以及医学生和住院医生的教学工作。他是哥伦比亚大学外科系的首席合规官，面向其他医生教授以患者为中心的沟通技巧。作为一名长跑爱好者，莫里森医生已经完成了三次纽约市马拉松比赛。他曾在美国陆军预备役医疗队服役，并以中校军衔退役。莫里森医生还曾参与到ESPN广播、ABC、NBC、CBS和纽约时报等各种媒体的报道中。

蒂莫西·莱兹（医学博士、美国妇产科医师学会成员）
TIMOTHY RYNTZ, M.D., F.A.C.O.G.

哥伦比亚大学医学中心的妇产科助理教授，也是妇科专科手术部门月经障碍项目的主任。他在腹腔镜和机器人手术方面颇有建树，并将专业领域扩展到了门诊手术当中。莱兹医生常年为弱势群体发声，在计划生育和跨性别医学方面做出了很多贡献，并为纽约市计划生育协会提供超过10年的服务。在业余时间，莱兹医生既喜欢高强度锻炼，也很享受悠闲的街头漫步，常常一路往南走去百老汇欣赏他最喜欢的舞台演员们。

布莱恩·J.维恩（医学博士）
BRYAN J. WINN, M.D.

哥伦比亚大学医学中心眼科学副教授，也是眼科整形和眶部手术部门的主任。维恩医生在阿默斯特学院获得了化学专业的学士学位，并在哥伦比亚大学医学院完成了医学学位的学习。他随后在波士顿的布里格姆妇女医院进行了实习，在加州大学旧金山分校完成了住院医师培训，在西雅图完成了眼科整形外科专业的进修培训项目。他曾担任眼科住院医师培训项目主任、医学生教育主任以及眼科质量和患者安全官员。他专注于治疗眼睑、泪道和眶部疾病以及面部美容重塑，学术研究的重点是进一步了解肠道微生物群与眶部炎症之间的关联。在业余时间，维恩医生不是跟老婆孩子待在一起，就是在纽约市的某灵魂乐队中担任键盘手。